La Maison de Santé d'Esquirol

40-98. — Corbeil. Imprimerie Éd. Crété.

Dr P. DHEUR

MÉDECIN-ADJOINT
DE LA MAISON DE SANTÉ D'ESQUIROL

La Maison de Santé d'Esquirol

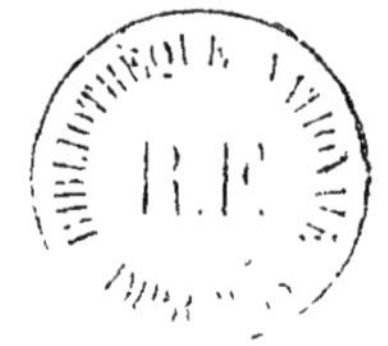

PARIS
ASSELIN ET HOUZEAU
LIBRAIRES DE LA FACULTÉ DE MÉDECINE
PLACE DE L'ÉCOLE-DE-MÉDECINE

LA MAISON D'ESQUIROL

INTRODUCTION

S'il est une profession ingrate par excellence, qui exige au plus haut degré l'amour de la science et de l'humanité, c'est bien celle de médecin aliéniste.

Quelques-uns le reconnaissent, des parents de malades mêmes, s'étonnent que l'on puisse passer une existence entière au milieu de ces malheureux et vivre de la même vie qu'eux; et cependant ils ne connaissent qu'une partie de la vérité.

Ils ne se doutent pas que le jeune homme, qui choisit cette carrière décriée dont on lui a déjà raconté tous les déboires, qui abandonne les dernières années de sa belle vie d'étudiant pour venir vivre avec les aliénés est déjà marqué du sceau de la philanthropie.

Aussitôt au milieu de ces malades, voilà sa nouvelle vie qui commence, vie d'observations directes et journalières, qui seule peut lui apprendre ce qu'est cette grande infirmité.

Rien ne doit le rebuter, le silence obstiné, les cris, le dédain, les injures, les coups; il doit tout affronter pour traiter ces malades et pour assouplir son esprit au diagnostic. Deux ou trois ans de cette existence ne le découragent pas ; il fait de cette vie la sienne, car déjà il a appris à connaître, à soigner et à aimer ses malades. Il sait qu'il peut arracher un certain nombre d'entre eux à la terrible maladie; il voit qu'il peut améliorer le sort des autres; aussi, il n'hésite pas et continue sa vie d'abnégation et de dévouement.

Mais d'autres déboires l'attendent : le voilà médecin ; au milieu des injustices, des menaces, des réclamations absurdes, des accusations fausses, il reste impassible, oubliant complètement son propre intérêt pour ne songer qu'à celui de ses chers malades.

Il brave avec le plus grand sang-froid et la plus grande indifférence tous les dangers, sachant que, si son nom vient un jour à grossir la liste déjà si longue du martyrologe de l'aliénation mentale, les sympathies de la foule iront à son meurtrier.

Mais, vient-il à voir son seul désir se réaliser? A-t-il pu, à force de soins, guérir un de ses malades?

une dernière déception le guette, il n'a même pas la seule satisfaction qui pourrait lui faire oublier tous ses déboires : la reconnaissance de celui qu'il a sauvé. Le malade guéri ne veut pas revoir, ne veut pas reconnaître le médecin qui l'a soigné et qui lui rappelle une maladie dont il a honte, car lui aussi partage les idées absurdes de la foule sur ce qui concerne l'aliénation mentale et les médecins aliénistes.

A présent, lisez les romans, les feuilletons, consultez la presse, les comptes rendus des tribunaux, partout vous entendrez parler de séquestration arbitraire plus ou moins fantastique; vous entendrez dire que les médecins aliénistes sont des geôliers, les asiles des oubliettes, etc., etc... Comment démontrer que tout ceci est faux, puisque les enquêtes, les surenquêtes, les jugements ne suffisent pas? Comment faire voir à ceux qui ne veulent pas voir, qu'on soigne, qu'on traite et qu'on guérit parfois les aliénés, que l'asile n'est pas une prison, mais un hôpital, que les médecins aliénistes, en un mot, font leur devoir et souvent plus que leur devoir?

Nous avions pensé pouvoir arriver à ce résultat, en montrant ce qu'est une maison de santé, quels sont les hommes qui la composent, les doctrines qu'ils professent, mais un seul mot a suffi pour réduire tout ceci à néant: « On dira que c'est de la réclame », nous a-t-on fait remarquer.

Cette brochure ne sera donc destinée qu'à mes amis, ou aux personnes, aux parents des malades par exemple, qui connaissent déjà depuis longtemps la maison ; et je serai heureux si je puis leur procurer, avec quelques consolations, des idées plus précises sur les prescriptions, parfois rigoureuses, qu'ils nous entendent formuler.

VIE D'ESQUIROL

> « C'est en vivant avec les aliénés, que le médecin apprend à les connaître et à les traiter.
> « Il faut les aimer pour être digne et capable de les servir. »

Il est des hommes, qui par l'ampleur et la justesse de leurs vues, par la grandeur de leur œuvre, produit d'une vie tout entière dirigée vers un même but scientifique et humanitaire, nous étonnent, et étonneront longtemps encore les générations futures. La science peut en effet, en progressant d'une façon continue, changer quelques mots, rectifier quelques faits ; l'œuvre de ces hommes reste inébranlable. Bien plus, les faits nouveaux semblent confirmer leur doctrine, et même paraissent avoir été pressentis par eux.

Très longtemps encore, se fait sentir leur salutaire influence, surtout chez ceux à qui le sort a donné le lot de poursuivre une partie de l'œuvre du maître aimé et admiré. Ceux-là sentent en effet l'image du grand homme les dominer de toute sa hauteur, et veulent aussi marcher la tête haute dans le chemin qui leur a été tracé.

Esquirol fut un de ces hommes, c'est lui, dit

Grisolle, dont les travaux, poursuivis sans relâche pendant quarante ans, ont le plus contribué à éclairer l'histoire de la folie; c'est à l'école de ce maître illustre, de cet homme de bien, que se sont formés la plupart de ceux qui, dans ces derniers temps, ont publié sur l'aliénation mentale les recherches les plus utiles.

Mais pour connaître son œuvre il faut aussi connaître sa vie, car celle-ci fut tout entière consacrée au bien et à la science.

J.-E.-D. Esquirol (1) est né le 3 février 1772 à Toulouse. C'était le fils d'un honorable commerçant de cette ville qui avait rêvé de faire de son fils un prêtre ; aussi le jeune Esquirol, après avoir achevé ses études au collège d'Esquilles, entra-t-il à Saint-Sulpice. Mais son séjour dans cet établissement devait être de courte durée, car bientôt éclatait la Révolution et il dut retourner dans sa ville natale. Il eut alors pour la première fois l'occasion de voir des aliénés à l'hôpital de la Grave, dont son père était administrateur.

Agé à peine de dix-huit ans à cette époque, d'un caractère doux et bienveillant, il fut vivement frappé par le spectacle qui s'offrit à ses yeux, en visitant l'hospice de Toulouse. « Il y avait là, dit-il, un quartier de force, où les épileptiques, les aliénés des deux sexes, les mauvais sujets, les filles publiques étaient enfermés; les aliénés furieux, les condamnés

(1) PARISET, Éloge d'Esquirol, *Ann. méd.-psych.*, 45. V, 302. — R. SEMELAIGNE, *les Grands Aliénistes français*, 1894.

habitaient dans des cachots, sur des lits bâtis en maçonnerie et sur lesquels ils étaient enchaînés. »

Cette visite à l'hôpital de la Grave devait avoir une influence considérable sur la vie d'Esquirol et décider sa vocation. A Toulouse il suivit les cours de Gardeil, de Larrey, de Picot de la Pérouse. Mais les ressources de sa famille étaient faibles ; il fut obligé de demander à la science de le faire vivre, et se fit nommer officier de santé à Narbonne. Là, il fit la connaissance du célèbre Barthez, qui, devinant en lui un esprit d'élite, chercha par tous les moyens à se l'attacher comme secrétaire. Pariset, dans son *Éloge d'Esquirol*, rapporte une anecdote très caractéristique, qui se rattache à ce séjour à Narbonne. Un tribunal révolutionnaire fonctionnait dans cette ville. Les défenseurs osaient à peine plaider la cause de leurs clients, ou le faisaient timidement, sachant que c'était une peine inutile. Un jour Esquirol voulut savoir ce qu'était ce tribunal. Il entra et vit un prévenu qui, étant certain de son sort, restait impassible et résigné. Son avocat, le seul de Narbonne qui voulut bien plaider, plaidait, paraît-il, en mauvais vers, comptant probablement plus sur le charme de la poésie, que sur la force de ses arguments pour toucher le sort des juges. Mais, il y avait sans doute peu d'âmes poétiques parmi ceux-ci, car jusqu'à ce jour, tous les prévenus étaient condamnés.

Esquirol indigné s'écria : « Je saurais mieux défendre l'innocence. » Tous les yeux se tournèrent vers lui, car des paroles si audacieuses, dans un moment pareil, pouvaient lui coûter la vie.

Non sans émotion, mais résolument, il s'avança vers la barre et eut le bonheur, après une chaude plaidoirie, de voir le prévenu rendu à la liberté.

Peu de temps après, il rendit dans sa ville natale le même service à un pauvre ouvrier. Il faut croire que si Esquirol n'était pas encore un grand orateur, il connaissait du moins parfaitement le cœur humain, puisqu'il savait faire renaître les sentiments de justice et de pitié chez des hommes qui cherchaient si bien à les cacher.

Voulant parfaire ses études, il va à Montpellier, et y remporte deux prix d'histoire naturelle; mais son séjour ne devait être que de courte durée en cette ville, et, l'an VII de la République, nous le retrouvons à Paris.

Là, Esquirol eut à lutter tout d'abord contre la misère. Il aimait du reste, dans sa vieillesse, à rappeler ses débuts difficiles dans la capitale. Il racontait souvant l'anecdote suivante : Un jour qu'il manquait de tout, et qu'il pensait avec terreur combien il lui serait difficile de gagner sa vie, il se souvint tout à coup que sa mère avait caché une petite pièce d'argent dans un de ses habits, pour parer aux heures critiques. Or ce vêtement n'étant plus de service, il venait de le jeter par la fenêtre. Courir le chercher ne fut que l'affaire d'un instant, mais l'habit avait déjà disparu.

Jamais ses parents n'avaient voulu croire à la vérité de cette triste aventure, la prenant pour un conte.

Ç'aurait été, à ce moment-là, la misère noire, si une personne charitable ne lui avait offert une chambre à sa maison, et les repas à sa table.

Dès ce moment, Esquirol put se consacrer tout entier à la science ; il alla à la Salpêtrière, vit Pinel, et devint son élève préféré. C'est lui qui fut chargé de rédiger le *Traité des maladies cliniques* (1802). Sa thèse inaugurale paraissait en 1805 et avait pour titre : *Les passions considérées comme causes, symptômes, et moyens curatifs de l'aliénation mentale.*

En 1811, il fut nommé médecin à la division des folles de la Salpêtrière. En 1814 une partie de l'hospice fut transformée en ambulance, et Esquirol, chargé du service médical, reçut la légion d'honneur en récompense de ses services.

En 1817, il présente à l'Académie des sciences son mémoire intitulé : *Des hallucinations chez les aliénés.* La même année il crée le premier cours clinique des maladies mentales, et fonde sa première maison de santé, 23, rue de Buffon.

En 1818, il fonde le prix Esquirol, qui ne devait que plus tard porter son nom. Il présente au ministre de l'intérieur un mémoire sur les moyens d'améliorer les établissements consacrés aux aliénés.

Après avoir visité toutes les villes de France qui possèdent des maisons de ce genre, il montre que, vingt-cinq ans après que Pinel a enlevé les chaînes des aliénés de Bicêtre, l'on confondait encore en province un malfaiteur et un malade. Ce mémoire provoqua une indignation profonde et eut un retentissement considérable dans la France entière ; les chaînes disparurent pour toujours ; les sombres prisons furent laissées aux criminels, aux malades on donna des asiles.

Dans un voyage qu'il fit en Hollande, il eut l'occasion de voir la colonie de Gheel et il constata avec douleur combien étaient maltraités surtout les maniaques. Il fit part au ministre de l'intérieur de Hollande de ses observations et montra « combien il serait facile de donner à ce singulier établissement un plus haut degré d'utilité ». Il rédigea sur ce sujet un mémoire qu'il lut à l'Académie de médecine, le 22 janvier 1822. Nous reviendrons plus loin sur les observations que fit à cette époque Esquirol, et ce sera un plaisir pour nous de montrer comment cet homme d'élite avait non seulement entrevu, mais tracé de la façon la plus nette la marche à suivre pour le traitement des aliénés, et pour la fondation de nouvelles colonies que l'on ose, encore à peine, mettre à l'essai de nos jours.

En 1823, il est nommé inspecteur général des Facultés de médecine. Le 27 novembre 1825, il remplace Royer-Collard comme médecin en chef de Charenton.

M. le Dr Ritti (dans son *Éloge de J. Moreau de Tours*, lu à la Société médico-psychologique, le 25 avril 1887) s'exprime en ces termes : « Il devait porter dans cet établissement d'utiles réformes, et en accroître la renommée; sa réputation était européenne, ses travaux, son enseignement avaient fait de lui le maître incontesté de la science ; ses écrits faisaient loi, on les étudiait, on les commentait : c'est d'eux que s'inspiraient tous ceux qui composaient des mémoires ou écrivaient des livres sur la pathologie mentale. »

Grand par l'intelligence, Esquirol ne l'était pas moins par le cœur. Elle est de lui cette belle maxime : « Il faut aimer les aliénés pour être digne et capable de les servir. »

C'est à Charenton qu'il devait avoir pour élève préféré et ami J. Moreau de Tours et plus tard Baillarger.

Mais sa réputation considérable de médecin aliéniste, aussi bien que sa maison de la rue de Buffon, lui avaient fait connaître une clientèle toute spéciale qui était tout autre que celle de la Salpêtrière. Il avait pu voir que les maladies mentales ne se présentent pas exactement avec les mêmes formes, dans les diverses classes de la société, et que leur traitement doit différer aussi selon les classes. Ayant travaillé toute sa vie pour le malade pauvre, il voulut aussi faire quelque chose pour le malade riche, car lui aussi est intéressant.

Abandonnant alors sa maison de la rue de Buffon qui était trop exiguë, il acheta, à Ivry-sur-Seine, un vaste terrain. C'est là que, en dehors des constructions très diverses dont il fit lui-même les plans, il fit bâtir des galeries, qui donnaient, avec le plus grand confortable, le plus de sécurité possible pour les malades agités.

L'hygiène des aliénés était désormais assurée par ces nouvelles constructions qui devaient servir de types pour tous les asiles à construire dans l'avenir.

En 1826, Esquirol fut frappé douloureusement dans l'une de ses plus chères affections, en perdant son maître Pinel, pour qui il avait une sympathie très vive et une admiration des plus profondes.

Il se remit de nouveau au travail et publia ses articles sur la Monomanie, dont l'apparition fit une véritable révolution dans le monde des aliénistes, comme dans celui des magistrats.

Il écrivit ensuite et successivement : *L'Histoire et la statistique de la maison de Charenton ; — les Recherches statistiques sur le rapport du nombre des aliénés à la population ; — Analyse de la statistique des aliénés de la Norvège.*

En 1830, il est désigné comme membre du conseil d'hygiène publique et de salubrité du département de la Seine, et en 1832, lors de la terrible épidémie de choléra, on le voit toujours le premier partout où son devoir l'appelle, sans souci des dangers, ni des fatigues.

Au mois d'octobre de cette même année il lut à l'Institut un mémoire intitulé : *Des illusions chez les aliénés.*

Ce n'est pas une de ses moindres gloires, dit Morel, d'avoir le premier introduit la lumière dans un sujet si difficile. Dans ce mémoire, il traçait nettement la différence qui existe entre les hallucinations et les illusions, et donnait pour la première fois une définition claire de ces dernières : « Les malades voient souvent les choses autrement qu'elles ne sont ; les objets extérieurs existent, mais les perceptions qui en résultent sont fausses, et donnent lieu à des erreurs maladives. »

Déjà malade, il partit pour l'Italie et, là encore, il continua son œuvre, visitant tous les asiles, suivant les cours et les conférences, ne négligeant rien pour le bien-être de ses chers malades.

Un jour, en passant à Turin, le roi l'invita à visiter un établissement tout nouvellement construit. Le grand aliéniste, qui était loin d'être courtisan, lui dit franchement sa façon de penser, reconnaissant que cet immeuble remplissait beaucoup mieux l'office d'une caserne que celui d'un asile. Non seulement le roi en fit une caserne, mais demanda encore à Esquirol de vouloir bien lui faire faire des plans pour remplacer l'asile qu'il venait de désaffecter.

Mais un travail plus laborieux encore réclamait son intervention ; c'était la loi du 30 juin 1838. Sentant combien cette loi était nécessaire, il y travailla avec ardeur. « C'est, écrivait-il, une loi d'humanité, vivement réclamée par les gens de bien.

« Pour la première fois la loi traite les aliénés comme sont traités les autres malades. »

Bien des rêves encore avaient germé dans l'esprit du grand maître, rêves dont il espérait voir la réalisation ; mais son œuvre devait s'arrêter là. Après une vie si bien remplie, si belle, devait venir une mort plus belle encore

Le 4 décembre 1840, Esquirol, président du co seil d'hygiène, bien que très malade, voulut se rend à la séance. Le 12 décembre, il s'éteignit, ayant consolation de voir autour de lui ses élèves deven des maîtres eux aussi : Leuret, Mitivié, Calme Baillarger, Moreau de Tours. « Je vous quitte, le dit-il, souvenez-vous de moi ; prospérez, mais bannissez jamais d'entre vous la paix, cette paix q est le gage assuré de tous les bonheurs. »

En effet, l'accord resta toujours entre ses discipl qui formaient une vaillante phalange, qui deva marcher toujours en avant, semant autour d'elle l parole du maître.

L'ŒUVRE D'ESQUIROL

Esquirol fut à la fois un grand réformateur et un grand clinicien.

Voyons d'abord quel a été son rôle comme réformateur.

Pinel lui avait déjà montré, en enlevant aux aliénés de Bicêtre leurs chaînes, le chemin qu'il fallait suivre.

Esquirol voulut compléter et poursuivre jusqu'au bout l'œuvre philanthropique de son maître. On le voit parcourir la France, maison par maison, hospice par hospice, prison par prison, visitant, cherchant toujours à améliorer le sort de ses chers malades et à faire disparaître les derniers abus dont ils étaient victimes.

C'est pendant ces voyages qu'il put constater que : « les infortunés, qui sont les membres les plus intéressants de la société, presque toujours victimes des préjugés, de l'injustice et de l'ingratitude de leurs semblables, non seulement éprouvent la plus redoutable des misères humaines, mais encore sont plus maltraités que des criminels, et réduits à une condition pire que celle des animaux. »

Aussi, de retour à Paris, son âme indignée par la

vue de malheureux couverts de haillons, couch sur la paille, livrés à des geôliers grossiers brutaux, laissait déborder son indignation.

Il écrivit au ministère de l'intérieur, racont toute la France ce qu'il avait vu. Ceux qui ig raient le sort des aliénés frémirent d'horreur, ce qui faisaient semblant de l'ignorer furent bien ob gés de reconnaître la véracité de ses observatio L'émotion fut telle dans tout le pays que les pouvo publics durent s'en émouvoir, et assurer la vie et traitement de ces malheureux.

Après avoir fondé à Ivry-sur-Seine une mais modèle, Esquirol indiqua pour les asiles dépar mentaux des plans, où l'hygiène était stricteme observée, et où il pût installer pour le confort ses malades tout ce que suggérait une longue exp rience.

Aussi soucieux de la santé de ses malades, que la sécurité publique, il réclame tour à tour, au no de la science et de l'humanité, le traitement d aliénés et l'internement rapide.

Il donne des règles de conduite pour tout ce q touche de près ou de loin l'aliéné, et il trace, av autant de précision, le devoir du médecin que cel du simple infirmier.

Enfin l'on peut considérer aussi un peu comm étant l'œuvre d'Esquirol, la loi du 30 juin 1838, l qui régit encore aujourd'hui nos malades, pou laquelle Esquirol n'a ménagé ni son travail ni se conseils.

Malheureusement il ne put faire adopter toutes ses idées, mais peut-être qu'une loi nouvelle viendra un jour faire prévaloir ses opinions. En cela se résume l'œuvre réformatrice : tirer les aliénés des prisons, fonder des asiles répondant aux besoins de ces malades, tracer des règles pour le parfait fonctionnement de ces asiles, indiquer le devoir à remplir à tous, sont déjà de beaux titres de gloire.

Mais Esquirol était encore clinicien émérite (1). Il serait trop long ici de reproduire toutes les modifications qu'il fit subir à la classification des maladies mentales.

Rappelons sa division en : lypémanie, manie, monomanie (qu'il subdivise en : monomanie érotique, raisonnante, de l'ivresse, homicide, incendiaire et suicide), la démence et l'idiotie.

Nous n'avons pas l'intention de discuter cette classification, et encore moins, de donner la série des modifications qu'on lui a fait subir. Esquirol était un précurseur. Rappelons cependant qu'il sépare le premier l'idiotie de la démence : les idiots, les déments et les stupides ne faisaient pour Pinel qu'une même classe. Le premier, il établit nettement la différence qu'il y a entre les illusions et les hallucinations, donne une définition très précise des deux, recherche leurs causes, leur mode de production et leur siège. « Un homme qui a la conviction intime d'une sensation, actuellement perçue, alors

(1) Esquirol, *des Maladies mentales*, 1838.

que nul objet extérieur propre à exciter cette sensation n'est à portée de ses sens, est un halluciné. » « Un malade, qui voit les choses autrement qu'elles ne sont, les objets extérieurs existant, mais les perceptions qui en résultent étant fausses et donnant des erreurs maladives, a des illusions. » Le premier il fait une étude sérieuse et complète des cas d'aliénation mentale qui éclatent après les accouchements; il démontre que ces cas sont plus fréquents chez les accouchées que chez les nourrices, que le danger de perdre la raison diminue en s'éloignant de l'accouchement, que les nourrices sont plus disposées à verser dans l'aliénation mentale après le sevrage. Il donne ensuite des aperçus très précis sur les causes de pronostic et de traitement de la folie.

Nous reviendrons plus loin en détail sur la façon dont Esquirol pensait qu'on devait traiter les aliénés, et sur les agents thérapeutiques qu'il conseille d'employer à ses successeurs.

Telle est l'œuvre d'un grand philanthrope et d'un grand médecin, qui avait su voir, observer et agir.

TRAITEMENT DES ALIÉNÉS D'APRÈS ESQUIROL

Après avoir vu comment Esquirol avait redonné aux aliénés leurs droits d'hommes et de malades, comment il comprenait les devoirs des médecins envers ces malheureux, il est intéressant d'étudier la thérapeutique qu'il employait pour les guérir.

Il reconnaissait trois moyens de traitement qu'il employait simultanément :

1° L'isolement ;

2° Le traitement moral;

3° Le traitement physique.

ISOLEMENT

Dans sa thérapeutique, un grand mot et une grande chose dominent et priment tout, c'est l'*isolement.*

Mais ce mot demande de nombreuses explications, car il a donné lieu, et donne lieu encore, à bien des discussions. Et combien de débats restent obscurs pour tout le monde, faute d'une définition précise! Isoler! cela veut dire pour les uns : enfermer; pour les autres : faire admettre dans une maison de santé; pour d'autres encore, c'est briser complètement les habitudes au milieu desquelles la folie du malade a pris naissance; éloigner toutes choses, toutes personnes qui ne sont pas étrangères au trouble de l'intelligence du malade.

Cette dernière définition, qui est celle à laquelle nous nous rallions, permet de voir qu'il n'est pas nécessaire d'enfermer un malade pour l'isoler, et qu'un malade peut être interné dans une maison, enfermé même, sans être isolé.

Nous aurons occasion à revenir plus loin sur l'isolement tel que le comprenait Esquirol, et de voir combien on a dénaturé le sens de ce mot. Disons cependant tout de suite, qu'il avait uniquement pour but de donner une vie nouvelle à ses malades, d'écarter d'eux toute cause pouvant leur nuire, et de lui permettre l'application du traitement moral. Loin de lui cette idée de vouloir sevrer l'aliéné de toute distraction, voire même de toute liberté; s'il réglementait les unes, s'il réduisait les autres, c'était uniquement dans les cas où il était forcé de le faire. Du reste, un esprit aussi large que celui de ce grand maître se serait mal accommodé d'un unique système (ce système fût-il le sien), pour soigner des maladies si diverses.

Il reconnaît que l'isolement ne doit pas se prescrire à l'aveugle; qu'il doit être plus ou moins rigoureux, se faire sous diverses formes; dans certains cas, même, ne pas se faire du tout.

Mais pour Esquirol les mots isolement et internement ne font souvent qu'un, car il dit et reconnaît très justement que l'isolement parfait ne peut avoir lieu que dans une maison de santé.

DANS QUEL ENDROIT DOIT AVOIR LIEU L'ISOLEMENT? — Il faut interner les malades dans une maison spéciale :

1° Pour leur sûreté, pour celle de leur famille et pour l'ordre public;

2° Pour soustraire ces malades à l'action des causes extérieures qui ont produit le délire, et qui peuvent l'entretenir (isolement) ;

3° Pour vaincre la résistance contre les moyens curatifs ;

4° Pour les soumettre à un régime approprié à leur état ;

5° Pour leur faire reprendre leurs habitudes intellectuelles et morales.

« Dans une maison consacrée au traitement des aliénés, les locaux sont plus convenablement disposés que dans une maison particulière; avec moins de gêne, le malade est mieux surveillé. Que fera-t-on d'un furieux dans son appartement, dans une maison, quelque vaste qu'elle soit? Les soins de sa conservation obligeront à le lier, à le garrotter dans son lit, état de gêne qui augmente le *délire* et la *fureur*, tandis que, dans une maison convenable, l'aliéné pourra se livrer à ses divagations avec moins de danger pour lui et pour ses serviteurs.

« Dans une pareille maison, les soins sont mieux entendus, les domestiques mieux exercés; la distribution des bâtiments permet de placer et de déplacer le malade d'une habitation à une autre, relativement à son état, aux efforts qu'il fait sur lui-même, et à ses progrès vers la guérison. »

Si Esquirol se montre sévère pour le sentiment louable, mais erroné, qui fait que les parents cherchent à garder les aliénés auprès d'eux, il se montre tout aussi sévère pour les maisons qui, soignant des affections très diverses, profitent d'un titre autre, pour soigner aussi les aliénés.

« Un établissement élevé par des particuliers et destiné à recevoir des malades de toutes sortes, comme cela a lieu dans certaines maisons, offrira une réunion scandaleuse et funeste si elle admet des aliénés. Un particulier pourra-t-il réunir dans un local des conditions pour conserver et surtout pour traiter ces malades? Il ne faut pas perdre de vue que les aliénés, aujourd'hui, ne peuvent être ni logés, ni traités, ni soignés comme il y a cinquante ans. Il faut bien savoir que la distribution d'une maison destinée au traitement de la folie est l'agent de guérison le plus énergique et le plus efficace; qu'il faut de grands espaces, des bâtiments séparés les uns des autres, etc.

« On espère que les familles pourront mieux conserver le secret de leur malheur! l'on se trompe étrangement. Les aliénés admis dans un même établissement qu'habitent des gens sains d'esprit, sont pour ceux-ci des points de mire, des sujets de conversation dont on ne craint pas de parler à tout venant, parce qu'on n'a pas un intérêt commun à se taire sur cet état. »

Pour Esquirol, la maison d'aliénés est donc non seulement l'endroit qui permet d'interner un malade et de nous donner toutes les garanties d'un internement, mais encore, entre les mains d'un médecin habile qui connaît les aliénés pour avoir vécu avec eux, c'est le plus puissant moyen de thérapeutique, c'est l'instrument de guérison le plus fidèle.

Il va sans dire, que pour que cet agent thérapeutique donne des résultats, il faut qu'il réponde aux besoins du malade, il faut qu'il soit construit, dirigé suivant certaines règles; il faut enfin que, depuis le médecin jusqu'au moindre infirmier, chacun ait son rôle tracé, et ait conscience de son devoir. « Il faut aimer les aliénés pour être digne et capable de les soigner. »

Après avoir construit la maison modèle d'Ivry, qui s'adressait à une clientèle toute spéciale, Esquirol voulut donner des plans pour des asiles publics, qui, sans avoir le luxe et le confortable de sa maison privée, pouvaient au moins assurer un certain bien-être aux malades. Il avait pu, à Ivry, réaliser son beau rêve de savant aliéniste ; il avait organisé sa maison d'après ses seules remarques et selon ses propres observations sans avoir à tenir compte d'autre chose que de la recherche du bien-être ; aussi se montre-t-il plus méticuleux, plus étudié encore pour les asiles publics, où il a à tenir compte d'un trop grand nombre de malades et de crédits trop limités. Ce plan nous montre quel observateur sagace, quel médecin minutieux était Esquirol; pas un détail ne lui échappe, il ne laisse rien à l'imprévu.

Cependant l'hygiène était sa plus constante préoccupation : « L'hygiène, disait-il, étant la partie de la médecine qui présente le plus de ressources dans le traitement des maladies mentales, doit être, pour tous les médecins, un objet de méditations. »

Après s'être occupé du bâtiment, il trace les droits et les devoirs de chacun, il réserve au médecin la direction suprême sur tout ce qui intéresse le malade : « Il doit être en quelque sorte le principe de vie d'un hôpital d'aliénés. C'est par lui que tout doit être mis en mouvement. Il dirige toutes les actions, appelé qu'il est à être le directeur de toutes les pensées.

« C'est à lui, comme au centre d'actions, que doit se rendre tout ce qui intéresse les habitants de l'établissement, non seulement ce qui a trait aux médicaments, mais encore tout ce qui est relatif à l'hygiène. Le médecin doit être investi d'une autorité à laquelle personne ne puisse se soustraire.

« Les infirmiers ne doivent pas être pris dans la dernière classe. Ils doivent avoir un extérieur bienveillant, un ton affectueux, et être proprement et décemment vêtus. »

Esquirol avait pu remarquer, dans sa maison privée, combien le grand nombre de domestiques rendait de services. Il demande que l'on en ait le plus possible ! Peut-on attendre des soins de propreté d'un infirmier qui est chargé de vingt, de trente, de cinquante aliénés, plus ou moins sales, plus ou moins portés au désordre?

Peut-on vouloir qu'il s'assure si chaque malade a satisfait à sa soif ou à son appétit?

Plus les serviteurs seront nombreux, plus il leur sera facile de se réunir pour présenter un appareil de force, moins il faudra en faire usage. Un aliéné se bat contre un gardien, contre deux, mais, si plusieurs s'offrent à sa fureur, la crainte le fait rentrer en lui-même, il se calme; si son délire est tellement aveugle que la fureur ne cède pas, plusieurs individus se rendent maîtres de lui, sans être obligés de lutter au risque de le blesser.

Il réclame l'augmentation de leurs gages.

Aux surveillants : « il appartient de faire exécuter les règlements et les prescriptions médicales. Ils doivent tout voir, rendre compte au médecin et au directeur. Je veux qu'ils soient instruits, parce que, vivant avec les aliénés à toute heure du jour, ils doivent les entretenir, écouter leurs plaintes, les consoler, les encourager. »

Esquirol insiste à plusieurs reprises, et beaucoup, sur la résidence du médecin, qui doit, dit-il, habiter avec les malades, et vivre de la même existence qu'eux.

Il faut une communication amicale et fréquente entre le médecin et les malades. — La résidence des médecins, dit-il, offre des avantages infinis pour les malheureux confiés à leurs soins, à leurs lumières, à leur expérience. C'est à ce prix que le médecin apprend à connaître les maladies mentales et à les traiter. « Il est sans doute plus facile de bâtir des systèmes, d'imaginer des hypothèses brillantes sur l'aliénation mentale, que d'observer les fous, que de dévorer les dégoûts de toute sorte, auxquels sont exposés ceux qui veulent par l'observation étudier l'histoire de cette grande infirmité. La difficulté de saisir les formes variées et fugitives de la folie, la rudesse sauvage de quelques monomaniaques, le silence obstiné des uns, les dédains et les injures des autres, les menaces et les coups des maniaques, la malpropreté dégoûtante des imbéciles, les préjugés qui aggravent le sort de ces infortunés, ont découragé ceux qui voulaient cultiver cette branche de l'art et guérir.

« Cependant il faut vivre avec les fous, pour avoir des notions exactes sur les causes, les symptômes, la marche, les crises de terminaison de leur maladie; il faut vivre avec eux pour apprécier les soins infinis, les détails sans nombre, qu'exige leur traitement. Quel bien ne retirent pas ces malades d'une communication amicale et fréquente avec le médecin qui les traite! Que de leçons précieuses celui-ci ne recueille-t-il pas, relativement à l'influence de l'homme physique sur l'homme moral et réciproquement !

« Dans les gestes, dans les mouvements, dans les regards, dans le facies, dans les propos, dans les actions, dans les nuances imperceptibles à tout autre, le médecin puise souvent la première pensée du traitement qui convient à chaque aliéné confié à ses soins. »

Voyons comment Esquirol s'acquittait de son devoir, pour ce qui concerne son séjour au milieu des malades.

« C'est, dit Pinel, durant les heures familières ou la promenade, que le Dr Esquirol applique avec habileté le traitement moral au déclin de la maladie et durant la convalescence. Il console l'un, encourage l'autre, s'entretient avec un mélancolique, et cherche à dissiper ses illusions chimériques ; il étudie la suite de leurs idées, il cherche à démêler les affections involontaires qui entretiennent l'égarement de la raison : tantôt il combat leurs fausses préventions, tantôt il semble se rapprocher de leurs opinions égarées, ou même se prête à leurs frivoles caprices pour obtenir leur bienveillance, et préparer ainsi l'heureux effet des avis les plus salutaires. »

Il vit familièrement avec les convalescents, les admet à sa table, joue avec eux au billard, et va écouter le soir la musique à leur salon de réunion. Aussi les malades aimaient non seulement le médecin, mais aussi l'établissement, et il arrivait souvent (ce qui arrive encore de nos jours, dans les maisons où les aliénés trouvent, avec toute la douceur du traitement, *un confort en rapport avec celui qu'ils avaient dans leur vie antérieure*), que, après une absence plus ou moins longue, ils revenaient d'eux-mêmes demander des soins ; aussi le maître pensait que la loi de 38 avait tort d'exiger dans ce cas-là un nouveau certificat : « Si une personne, qui a déjà été aliénée, ou qui a eu une folie intermittente, ressent les préludes d'un nouvel accès, ne pourra-t-elle se présenter spontanément dans une maison privée, et y être admise sans être obligée de révéler à un tiers le nouveau malheur qui la menace : peut-être il lui suffira de quelques jours, passés dans le calme et le repos, assistée de bons conseils pour conjurer l'accès ; j'ai vu tel malade qui n'avait que le temps d'arriver dans une maison, d'où il était déjà sorti plusieurs fois, et l'accès eût éclaté si les démarches obligatoires eussent retardé son admission. »

TRAITEMENT MORAL

Nous avons vu plus haut, d'après la description de Pinel, comment Esquirol, en causant familièrement avec les aliénés, faisait son traitement moral. « Tantôt en leur présentant des objets nouveaux, tantôt en faisant naître autour d'eux des phénomènes qui les étonnent, tantôt en les mettant en contradiction avec eux-mêmes, quelquefois en abondant dans leurs idées, les caressant, les flattant. En se présentant à leurs désirs on entre dans leur confiance, ce qui est le gage assuré d'une guérison prochaine; il faut subjuguer le caractère entier de quelques malades, vaincre leurs préventions, dompter leur emportement, briser leur orgueil, tandis qu'il faut exciter et encourager les autres. On réprime l'élan fougueux du maniaque, et on soutient l'esprit abattu du lypémaniaque ; on oppose les passions les unes aux autres, et de cette lutte la raison sort quelquefois victorieuse.

« Qu'espérer pour la guérison, si l'on ne rassure les aliénés, que la frayeur poursuit et dévore?

« Il importe souvent de substituer à une passion imaginaire une passion réelle. Un lypémaniaque croit qu'il est abandonné de ses amis : privez-le des témoignages d'affection qu'il méconnaît, alors il les regrette, les désire, et cette inquiétude fondée, ces désirs raisonnables sont un acheminement à la raison. »

Ces idées si raisonnables du clinicien qui veut avoir la confiance de ses malades, et qui s'en sert pour leur plus grand bien, devait, plus tard, conduire Leuret, un de ses élèves, à une exagération de cette méthode, en assimilant complètement les conceptions délirantes de l'aliéné, aux idées erronées de l'homme sain d'esprit. Leuret dit qu'Esquirol, le premier, formule les préceptes du traitement moral, mais qu'il en fait une application trop restreinte. Il s'étonne que son maître n'ait pas eu recours à la douche de punition, etc., et croit n'avoir fait que marcher plus avant dans le chemin que celui-ci avait montré ; il oublie ces paroles : « Ce n'est pas de longs arguments qu'on peut espérer être utiles aux aliénés. Il faut toujours parler avec vérité, sincérité à ces malades, n'employer que le langage de la raison et de la bienveillance ; mais vouloir guérir des aliénés par des syllogismes et des raisonnements, c'est mal connaître l'histoire clinique de l'aliénation mentale. »

TRAITEMENT PHYSIQUE

Cette théorie de Leuret devait être à son tour condamnée en grande partie, à la suite des attaques de J. Moreau de Tours, un autre disciple d'Esquirol.

Pour ce qui est du traitement physique, il le divise en traitement hygiénique et pharmaceutique. Nous ne parlerons pas de l'hygiène générale de l'aliéné : logement salubre, alimentation saine, exercice physique, etc. Pour ce qui est du traitement pharmaceutique : « Que d'accidents et d'obstacles, s'écrie-t-il, ont dû rencontrer les praticiens qui n'ont voulu voir qu'une même maladie dans toutes les folies qu'ils ont eu à traiter ! » Et il fait le procès de ceux qui se sont laissé imposer par l'impétuosité, la violence et la mobilité des symptômes, et ont négligé l'étude des causes de la folie, de ceux qui, entraînés par des théories, ont accusé le sang et abusé de la saignée, ont accusé la bile et prodigué les vomitifs, et de ceux aussi qui, ne voyant que l'influence nerveuse, ont donné avec excès des antispasmodiques.

En résumé, il faut d'abord chercher la cause de la maladie, c'est elle qui mettra sur la voie du meilleur mode de traitement. Et il ajoute : « Lorsqu'on aura combattu et surmonté les dispositions générales, funestes effets des causes particulières, si la folie ne guérit point, alors on pourra avoir recours à un traitement empirique. Jusque-là variez, variez sans cesse les moyens consacrés par l'expérience. »

Pour la convalescence, il conseille le séjour d'épreuve à la campagne ou les voyages. « Je conseille le séjour à la campagne aux convalescents avant de leur permettre de rentrer dans leurs familles, avant qu'ils ne se retrouvent dans les circonstances au milieu desquelles ils vivaient, ou en présence des individus qui ont été les témoins de l'invasion de leur maladie. » Sage précaution, qui n'est malheureusement pas assez observée.

Mais Esquirol fit plus encore. Non seulement il donna son opinion sur les asiles, mais encore sur les colonies d'aliénés. C'est lui qui trace pour la première fois la règle de conduite à suivre pour donner à ces institutions toutes les modifications nécessaires pour le plus grand profit des malades.

C'est en revenant d'une visite à Gheel qu'il donna ses principes.

Gheel était un véritable village de fous, depuis que le refuge, qui avait été ouvert au XIIIe siècle, n'était plus suffisant pour contenir les nombreux aliénés qui y venaient en pèlerinage, pour recouvrer leur raison, ou ceux qu'y conduisaient de gré ou de force leurs parents ou leurs amis. Ces malheureux étaient logés chez l'habitant, souvent entassés les uns contre les autres, sans les moindres règles d'hygiène. Les seules précautions prises étaient de se garantir contre les malades, et, dans toutes les maisons, l'on voyait contre la cheminée, et souvent contre le lit, un anneau auquel on pouvait attacher des chaînes pour maintenir les agités.

« J'eus l'honneur de proposer au ministre de l'intérieur de Hollande, auquel je rendais compte de ce que j'avais observé, de faire construire un asile où seraient reçus les aliénés qui, par leur agitation, leur violence, leur saleté, sont plus exposés aux mauvais traitements de leurs hôtes, tandis qu'on laisserait chez les particuliers des aliénés paisibles et propres. En même temps le directeur, le médecin, les employés supérieurs de cet asile seraient chargés d'exercer une surveillance active et continuelle sur tous les aliénés isolés et répandus dans la commune, et de diriger l'administration des soins qui leur sont dus par les personnes chez lesquelles ils sont logés. »

Hâtons-nous de dire que la colonie de Gheel ne ressemble aujourd'hui en rien au tableau que nous trace Esquirol. Mais cela a été un plaisir pour nous de montrer que les principes que l'on a suivis pour améliorer cet asile, que ceux que l'on suit encore aujourd'hui dans le système des colonies qu'on fait à l'étranger, sont ceux d'Esquirol. L'aliéné dangereux et agité, dans les asiles ; les autres, chez l'habitant ; ils ne peuvent donc se soustraire à la surveillance médicale qui doit leur assurer le bien-être et les soins nécessaires.

Nous ne voulons pas juger cette méthode, qui est

peut-être la méthode d'avenir pour les malades des asiles publics, mais nous constatons qu'encore une fois Esquirol est un précurseur, et si des étrangers, des Anglais surtout, nous ont devancés dans l'application de ce système, c'est bien un Français qui en a donné l'idée, et qui a tracé le chemin à suivre pour arriver à un résultat favorable.

Nous avons insisté un peu longuement sur le traitement des aliénés d'après Esquirol, car si, au point de vue clinique, on a fait subir quelques modifications à son œuvre, au point de vue du traitement elle est, jusqu'à aujourd'hui, restée intacte.

Beaucoup a été fait et beaucoup reste encore à faire pour l'amélioration du sort des aliénés (surtout des pauvres) ; des théories, des systèmes nouveaux se préconisent tous les jours, mais aucun n'est en contradiction avec l'œuvre du maître, qui, s'il n'avait pu tout faire, semble, du moins, avoir prévu tout ce qui pouvait être fait.

LA MAISON DE SANTÉ D'ESQUIROL

(1828-1840)

Après qu'il eut ouvert le premier cours de clinique de maladies mentales, c'est-à-dire après 1817, Esquirol vit sa réputation s'accroître de jour en jour. Des diverses parties de la France et même de l'étranger, l'on accourait, aussi bien pour écouter les leçons du maître, que pour consulter le praticien.

Comprenant que certains de ses clients riches et instruits devaient souffrir plus que d'autres de l'internement, dans un milieu qui n'était pas le leur, il vit qu'il y avait là un obstacle à la guérison et un danger. Les malades riches s'observant mieux que les pauvres venaient le consulter pour des affections au début; il aurait voulu les isoler et ne le pouvait pas, craignant pour eux, dans un des asiles qui existaient alors, le contact avec des aliénés gravement atteints.

Ne voulant pas faire au riche un crime de sa richesse, il ne vit que le malade, et fit ce qui était nécessaire pour le guérir, se réservant plus tard, par ses dons et par sa science, d'écarter toute idée de lucre.

En 1817 il fonda donc sa maison du 23, rue de

Buffon, qui est, après la maison de la rue de Charonne, fondée par le Dr Belhomme, la plus ancienne maison de santé de Paris.

Il ne prit tout d'abord que peu de pensionnaires et vint habiter et vivre avec eux, jugeant que, dans cette vie en contact permanent avec les malades, qui seule permet de les suivre au jour le jour, de connaître tous leurs caprices, de voir les moindres modifications produites par un traitement, se trouve le secret de bien des guérisons.

Nous allons voir, par le récit d'un contemporain, quelles étaient les précautions qu'avait prises Esquirol dans la fondation de sa maison ; nous verrons avec quel soin et quel dévouement il soignait ses malades, et celui-là même qui se charge de nous faire ce récit, c'est Pinel, son maître.

« Dans (1) l'établissement particulier si connu, et si digne de l'être, du Dr Esquirol, chaque aliéné a un domestique exclusivement attaché à son service, qui couche toujours à côté de lui, et même dans sa chambre, lorsqu'on le juge nécessaire. Tous ces domestiques sont prêts à se réunir pour intimider un aliéné par un appareil de terreur, s'il vient à éprouver quelque excitation momentanée qui le porte à la violence. Les aliénés ne restent jamais dans leur chambre; ils se promènent dans un jardin spacieux et ombragé, ou se reposent dans ce qu'on appelle un salon de compagnie ; les furieux ont la

(1) Voy. Sémelaigne, *les Grands Aliénistes français*, 1894.

liberté de se promener en camisole dans la cour, qui est, en partie, ombragée par un bosquet agréable.

« Plusieurs convalescents vont se promener *hors de la maison, chacun accompagné de son domestique affidé.*

« La nourriture est, en général, abondante, propre à fortifier, et faite avec les aliments les plus sains, apprêtée, d'ailleurs, sans épices. Le déjeuner est distribué à 9 heures et varie suivant l'état et les dispositions de l'aliéné. On a quelquefois besoin de faire servir un second déjeuner à plusieurs d'entre eux. On dîne à 4 heures: les convalescents, les aliénés tranquilles, ou ceux qui ne sont agités que par intervalles sont admis à la table de M. Esquirol; les autres, à moins qu'ils ne soient dangereux, dînent dans une salle commune, chacun à une table particulière et servi par son domestique; les autres, en petit nombre, mangent dans leur chambre. Tout ce qui leur est servi sort de la table commune, où les portions sont faites, en indiquant leur destination.

« Chaque malade boit de l'eau rougie à discrétion. Le souper se compose de légumes et de fruits.

« Cet établissement est situé entre les boulevards et le Jardin des plantes; il contient dans son enceinte une sorte de verger rempli d'arbrisseaux et d'arbres, ce qui le fait participer, soit par ses dépendances, soit par son voisinage, aux bienfaits d'une immense végétation. Il est heureusement distribué pour séparer les aliénés les uns des autres, pour isoler les personnes du sexe et les convalescents, de ceux qui sont en traitement. Toutes les formes extérieures propres à attrister en sont proscrites, comme : barres de fer aux croisées, gros verrous aux portes, cordes pour garrotter les malades. Les croisées sont garanties par des persiennes qui s'ouvrent facilement lorsqu'on ne craint aucune tentative dangereuse de l'aliéné pour se précipiter. Les furieux sont logés au rez-de-chaussée, et leurs chambres sont en planches; les portes sont en face des croisées, les persiennes s'ouvrent et se ferment en dehors; les lames sont mobiles, de sorte qu'en les inclinant, elles forment une espèce de volet. C'est ainsi que tout concourt au même but, et est heureusement disposé pour le traitement d'une raison égarée. Aussitôt que l'aliéné donne des signes non équivoques de convalescence, il est admis à la table commune avec le médecin, et, après quelques jours de cette épreuve, il passe dans la partie de l'établissement destinée aux convalescents, où il séjourne plus ou moins de temps pour confirmer son entière guérison. Là, les logements réunissent, sans aucun objet de luxe, une grande propreté et tout ce qui peut être agréable aux malades, avec la facilité des promenades dans un jardin adjacent. La liberté est alors entière, l'influence des domestiques cesse, et le médecin vit familièrement avec ses convalescents; on se réunit pour déjeuner, pour jouer au billard, pour se livrer à certains jeux; une partie de la soirée se passe dans un vaste salon, pour jouer de la musique, et lorsqu'on ne prévoit point d'inconvénient, on donne la liberté d'aller se promener avec un domestique au Jardin des plantes, ou bien en voiture à la campagne. »

Telle fut la première maison fondée par Esquirol, que Pinel donnait déjà comme un modèle, et que treize ans plus tard Esquirol fut obligé d'abandonner pour en fonder une autre plus vaste, répondant encore mieux à l'idéal qu'il s'était fait. Nous allons voir que cet idéal devait rester, longtemps encore, celui de tous les aliénistes, et que les desiderata les plus modernes n'ont pu y apporter que quelques légères modifications.

Qu'on veuille bien nous pardonner de faire ici un peu d'historique, mais il est intéressant de savoir ce qu'étaient le village et la propriété même, qu'Esquirol venait de choisir.

Ivry est un très ancien village, comme le témoigne son église du XIIIe siècle. Il ne fit pas beaucoup parler de lui au moyen âge, mais au XVIIe siècle, Claude Bosc, conseiller d'État et ancien prévôt des marchands, y possédait un château magnifique, où l'un de ses parents, le grand écuyer Berenghem, reçut, à plusieurs reprises, Louis XV, au retour des fêtes galantes de Choisy-le-Roi. Dans le même temps, la duchesse d'Orléans, mère du roi Louis-Philippe, se faisait dans sa résidence une réputation inépuisable de bienfaisance. Sous l'Empire, le neveu du poète Parny, marié à l'excellente actrice de la Comédie-Française, que le public appelait toujours mademoiselle Contat, vint habiter le pays, qui était alors un des plus merveilleux des environs de Paris.

La plus grande partie de la propriété que devait acheter Esquirol venait du domaine de Claude Bosc, procureur général à la Cour des Aides, et seigneur d'Ivry-sur-Seine, qui fut vendu le 4 août 1683. Cependant, avant de devenir une maison de santé, ce terrain devait passer en plusieurs autres mains, qu'il est intéressant de connaître.

A cette époque vivait à Paris Marie Bonneau, dame de Miramion, qui épousa en 1645 un conseiller au Parlement, et qui occupa toute sa vie à des œuvres de bienfaisance. Elle avait déjà fondé à Paris deux refuges pour les femmes dissolues, et institué en 1665 une communauté religieuse appelée « Dames de Miramionnes », chargée spécialement du soin des malades et de l'instruction des jeunes filles. Cette communauté, qui devait se fondre plus tard avec les dames de Sainte-Geneviève, était venue résider en grande partie à Ivry. Le 16 brumaire, an III, la propriété des Miramionnes fut vendue comme biens nationaux; plus tard elle revint à Pierre-Antoine de Clérambourg et à Marie-Anne de Presle, sa femme, et enfin fut achetée par Esquirol en 1827.

Le reste du terrain, qui devait composer plus tard la maison d'Ivry, avait été la propriété de Anne-Charles Lebrun, duc Charles de Plaisance, lieutenant général des armées du roi.

La ferme de Millepar et la ferme d'Ivry, provenant d'un ancien archevêque de Paris, devaient en partie aussi former la maison de santé.

Enfin, en 1835, le dernier agrandissement de

la maison, provenant des achats d'Esquirol, fut l'annexion de la propriété de M. Pantaléon-Charles-François du Trousset, comte d'Héricourt, maréchal de camp, commandeur des ordres de Saint-Louis.

L'immeuble constitué par ces acquisitions successives, et par d'autres moins importantes faites à des particuliers et à la commune d'Ivry, faisait un ensemble de 6 hectares, comprenant un parc, un potager, six maisons d'habitation, cours, basse-cour, galeries et enfin terrain hors murs.

Pour ceux qui connaissent la maison actuelle, qui est plus du double de ce qu'elle était à cette époque, ces dimensions peuvent paraître un peu restreintes. Cependant, si l'on songe à la défectuosité des établissements qui existaient en 1828, si l'on pense aussi que la maison en totalité devait être aux aliénés, et non occupée par une administration souvent par trop encombrante, l'on verra qu'il y avait déjà un grand progrès.

C'était au milieu de ce vaste jardin anglais, que se trouvaient répartis les divers bâtiments que nous allons à présent énumérer.

Mais avant de commencer, nous tenons à faire remarquer que, déjà à cette époque, écuries et remises, cuisines, maison du médecin, diverses maisons de logement, divers endroits de traitement, tout formait des bâtiments isolés possédant chacun, avec un jardin particulier, son libre accès sur le parc.

Ainsi s'évitait cet air de caserne ou de prison que

l'on reproche aujourd'hui si sévèrement à nos asiles publics. Nous croyons inutile d'insister sur les bâtiments accessoires tels que, logement du personnel, lingerie, cuisines, écurie et remise... ; aussi voyons tout de suite ce qu'étaient les galeries.

Ces constructions, qui sont destinées aux malades violents et dangereux, sont formées par un vaste quadrilatère de 150 mètres de côté. Au milieu et légèrement en contre-bas se trouve une vaste pelouse plantée d'arbres et sillonnée d'allées; cette disposition, qu'on ne retrouve pas aujourd'hui dans les asiles modernes, est pourtant d'une grande utilité, car non seulement elle plaît davantage à l'œil, mais elle permet encore une surveillance beaucoup plus facile des malades.

Latéralement, une colonnade, faisant le tour du jardin, est la promenade qui seule reste possible les jours de mauvais temps. Sa longueur et sa largeur sont suffisantes pour qu'on ne soit pas obligé, en prenant de l'exercice, d'aller et de revenir constamment sur ses pas. Sur un des côtés s'élèvent les chambres, toutes au rez-de-chaussée.

Les architectes qui se sont inspirés des galeries d'Esquirol se sont bien rarement contentés d'un rez-de-chaussée; et cependant le maître explique clairement quelle est la raison qui l'a fait agir ainsi. « Le service est infiniment plus facile, parce qu'il ne faut pas sans cesse monter et descendre les escaliers. Survient-il un accident, une querelle, les infirmiers peuvent se réunir promptement et opposer un appareil de force considérable, qui prévient presque toujours son emploi. L'infirmier d'un corridor est-il attaqué, il n'est pas obligé de se défendre corps à corps. Si un aliéné ne veut point se promener, s'il s'obstine à rester dans sa chambre,

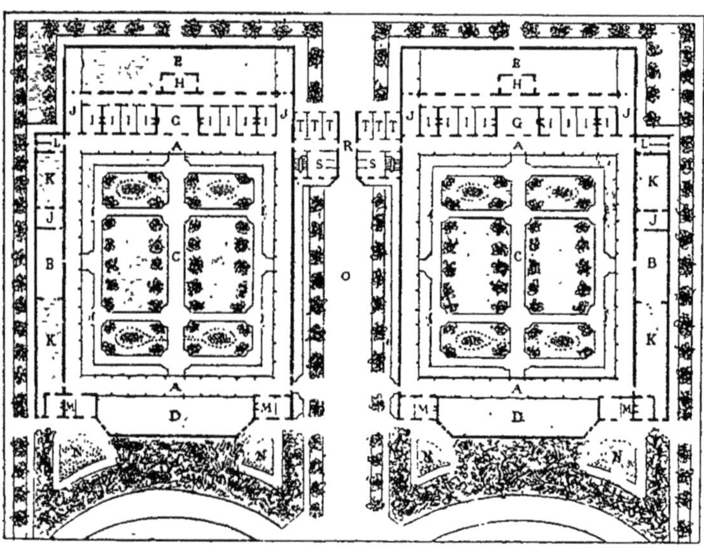

A. Galerie couverte.
B. Infirmerie.
C. Jardin de la galerie.
D. Saut de loup.
E. Cour.
G. Salon.
H. Salle à manger.
I. Chambres des malades.
J. Chambres de surveillants.
M. Pavillons d'angles.
N. Jardins de ces pavillons.
U. Grand jardin.
T. Salles des bains.
S. Salles des douches.
R. Chemin reliant le grand Parc au grand Jardin.

sur son lit, s'il refuse d'aller au bain, etc., il ne faut pas le tirailler, le porter au travers des escaliers au risque de le rendre furieux ou de le blesser. »

Ces chambres, suffisamment vastes, sont destinées à loger le malade et son domestique, car, avec ce genre d'aliénés, la cohabitation nocturne s'impose.

Les croisées sont basses et en face des portes, qui se ferment *extérieurement.* « Les chambres ainsi sont mieux éclairées, mieux ventilées, plus propres. Il n'est pas nécessaire de barres de fer aux croisées; les chambres d'habitation peuvent rester ouvertes; les aliénés sont moins casaniers, pouvant sortir à volonté, étant sollicités par leurs compagnons qui vont, qui viennent, qui jouent sous leurs croisées. L'un d'eux est-il pris d'un paroxysme, il sort librement de sa cellule, va au grand air, s'abandonne à toute son agitation; il est bientôt calme; il serait devenu furieux s'il n'avait pu quitter sa cellule ou son corridor, parce qu'il y fût resté exposé aux causes de son agitation, exalté par la contrariété. Les croisées étant basses, les gens de service pouvant les atteindre facilement, les ouvrir et les fermer lorsqu'il convient, en se promenant ils peuvent voir ce qui se passe dans les chambres. Les croisées placées en face des portes favorisent le renouvellement de l'air; si un furieux se barricade, en feignant d'entrer par la croisée, l'on attire son attention sur ce point, et les serviteurs arrivent à lui par la porte, sans danger pour le malade et pour les serviteurs.

« La surveillance pendant la nuit devient plus facile. Le médecin pourra, au travers de la croisée, acquérir des connaissances précieuses, non seulement au malade qu'il observe, mais il obtiendra des révélations qui tourneront au bien de tous. Il s'instruira des causes irritantes qui entretiennent le délire de tel ou tel aliéné, des négligences et des mauvais traitements des serviteurs. Pendant le jour le médecin voit et observe ce que fait l'aliéné resté dans sa chambre : le mouvement qui se fait au-devant des croisées contribue à arracher quelques malades à la concentration de leurs idées. »

A propos des fenêtres et des portes s'ouvrant extérieurement, rappelons que il y a quelques mois, un inspecteur de la Préfecture de police est venu pour nous enjoindre de faire ouvrir ces portes sur le corridor. Son étonnement a été grand, quand nous lui avons montré que ce qu'on réclamait avait été prévu par Esquirol et existait depuis la construction des galeries en 1827.

Les fenêtres de ces chambres méritent d'être décrites en détail, car je crois qu'elles n'existent qu'à Ivry, et elles présentent cependant de nombreux avantages.

Elles se composent à l'intérieur d'une croisée avec châssis vitrés présentant l'aspect d'une fenêtre ordinaire avec balcon. Mais dans le cas présent la partie haute est fixe, et seule la partie basse est ouvrante au droit de la grille figurant le balcon, toute sortie est donc par cela même impossible.

En plus, et se manœuvrant à l'extérieur, deux volets à coulisses assurent la fermeture d'une façon encore plus certaine.

Ces deux volets sont montés sur des tringles scellées dans le mur. Au milieu de ces coulisses des taquets rivés forment des arrêts, où les volets, étant fermés, viennent buter, et une serrure, avec pêne en arc de cercle, permettant de les réunir l'un à l'autre, empêche tout déplacement latéral.

Pour la nuit, et en plus de cette serrure, un crochet avec tire-fond permet une réunion encore plus intime, et une fermeture plus assurée.

Enfin, pour permettre l'aération des chambres, même quand les volets sont fermés, les panneaux du milieu sont composés de petites persiennes métalliques, dont les lames mobiles peuvent prendre toutes les inclinaisons comprises dans un angle de 180°. Cette disposition permet, soit d'aérer la chambre tout en la laissant dans une obscurité relative, soit d'y faire pénétrer en même temps l'air et la lumière.

Le mécanisme de ces persiennes, de même que la serrure du milieu, ont leur entrée à l'extérieur et fonctionnent avec un seul passe-partout. Les serrures ne sont pas apparentes.

En résumé, formes gracieuses ne rappelant en rien la prison ; pas d'espagnolettes pouvant servir à une tentative de suicide ; impossibilité de décrocher les volets pour s'en faire une arme ou une échelle ; pas de battement de volets pouvant blesser un autre malade ; l'air et la lumière se mesurant à volonté.

La fermeture des portes se trouve comprise dans l'épaisseur du bois, et se fait par un demi-tour de passe-partout, qui est le même pour toutes les serrures. On évite ainsi le bruit des trousseaux de clefs et de verrous, qui est désagréable aux malades.

Un salon de réunion permet aux pensionnaires de se réunir et de se reposer dans la journée.

Les repas se prennent dans une salle à manger, sur une grande table commune ; une série de petites tables est disposée autour de cette dernière pour ceux qui ont besoin d'une surveillance particulière.

A chaque angle des galeries se trouvent des pavillons, destinés aux malades qui semblent susceptibles de passer dans une autre partie de l'établissement, où la liberté est plus grande, et la surveillance moins rigoureuse ; ou encore à ceux qui, venant du dehors, ont besoin d'être mis en observation.

Ces pavillons comprennent deux chambres à coucher qui communiquent librement, une pour le malade et une pour le domestique. Une porte donne accès sur un jardin particulier, lequel a une sortie sur le parc ; une autre s'ouvre sur la galerie. Ainsi l'on peut faire passer sans à-coups le malade dans une partie ou dans l'autre de la maison de santé, suivant les modifications du diagnostic.

L'établissement de bains se compose de six cabines pour les agités, de deux pour les convalescents. Nous ne parlerons pas de ces dernières qui ressemblent beaucoup à celles des établissements ordinaires.

Les baignoires des agités se trouvent au centre de la pièce, ce qui permet d'évoluer facilement autour. L'eau arrive par le fond de la baignoire, ce qui offre l'avantage considérable de ne pas laisser les robinets à la portée du malade, cause si fréquente d'accidents. Se méfiant même de l'étourderie des infirmiers, Esquirol, afin qu'il ne puisse y avoir de confusion, avait fait disposer le robinet à eau froide pouvant s'ouvrir avec la main, et le robinet à eau chaude demandant une clef spéciale. Enfin un appareil spécial permet de maintenir l'agité sans avoir à craindre l'immersion de la tête ou l'asphyxie.

Une salle est réservée aux bains de vapeur, une autre à l'hydrothérapie; mais cette dernière, ayant été entièrement transformée par M. P. Moreau de Tours, il nous est impossible de savoir ce qu'elle était du temps d'Esquirol.

Indépendamment des galeries, il y avait à ce moment-là deux maisons, l'une pour les messieurs, l'autre pour les dames, destinées aux malades susceptibles de jouir d'une liberté plus grande que les premiers. Chacune de ces maisons avait son salon, sa salle à manger et son jardin particulier. Les rampes venant à la hauteur de l'épaule, les fenêtres pouvant se fermer à l'aide d'une vis spéciale et s'ouvrir avec le passe-partout, les chambres de domestiques communiquant directement avec celles des malades, telles étaient les choses les plus saillantes.

Enfin Esquirol avait en outre à sa disposition deux autres maisons, une pour chaque sexe, et qui étaient destinées aux convalescents.

Dans l'une d'elles se trouvaient le salon, la salle de lecture, la salle de billard, et enfin la salle à manger commune où le médecin venait avec sa famille prendre les repas au milieu de ses malades.

Nous venons d'exposer brièvement ce qu'était la maison de santé en 1828. Nous n'insisterons pas davantage sur ce sujet, car nous aurions peur de fatiguer le lecteur le plus complaisant.

Et cependant, c'est presque à regret que nous nous décidons à ne pas faire une énumération longue et fastidieuse, car rien n'est indifférent dans l'organisation d'un asile ; et le maître s'étant appliqué à étudier, à régler les moindres détails de sa maison de santé, nous devrions les décrire de la façon la plus minutieuse possible.

Mais ce qui nous console, c'est que ces détails, d'une part, ne seraient pas lus d'une personne étrangère à la médecine mentale ; et que d'autre part, les médecins aliénistes les connaissent pour les avoir entendu vanter ou prescrire, sans se douter souvent, il est vrai, qu'ils avaient été réalisés à Ivry.

En résumé, Esquirol avait cherché, avant tout, à perfectionner ce qu'il désigne comme l'instrument le plus puissant de guérison des affections mentales, c'est-à-dire : la Maison de santé.

Non content de donner le plus grand bien-être possible aux aliénés, il veut aussi les guérir, et sachant que, non seulement chaque forme de maladie, mais encore chaque malade réclame des soins divers, il s'efforce, dans un même établissement, de créer des milieux différents, répondant aux diverses affections et aux diverses phases de mêmes affections.

Pour ce qui est de la façon dont le médecin se servait de cet instrument thérapeutique, je crois inutile d'y insister de nouveau. Nous connaissons déjà le clinicien et le philanthrope ; les pages de Pinel que nous avons citées plus haut nous le montrent au milieu de ses malades, se conduisant non seulement comme un médecin savant et dévoué, mais encore comme un ami.

LES SUCCESSEURS D'ESQUIROL

MITIVIÉ

A la mort d'Esquirol, son neveu Mitivié, qui avait été jusque-là son élève et son collaborateur dévoué, qui l'avait aidé à fonder et à installer la maison de santé d'Ivry, se trouvait tout désigné pour prendre la direction de ce bel établissement. Qui, mieux que lui en effet, aurait pu poursuivre l'œuvre de son oncle, lui qui avait assisté jour par jour à la construction et à la réalisation du rêve du maître?

Jean-Étienne-Frumence Mitivié était né à Castres, le 1er novembre 1796. Il fit ses études à Paris, où nous le voyons successivement externe en 1813 et interne des hôpitaux en 1815.

C'est pendant cette année de 1815, qu'il fut chargé, à la Salpêtrière, d'un service à titre d'aide-major pendant une épidémie de typhus ; il paya même son tribut à cette terrible maladie. En 1817, il obtint un prix pour la tenue de registres d'observations ; en 1820, il fut reçu docteur.

Pendant onze ans, médecin du bureau de charité du Ve arrondissement, il se vit, en janvier 1831, nommé médecin à la Salpêtrière, où il remplit ses fonctions jusqu'au 7 juillet 1865.

En 1832, 1849 et 1854, Mitivié fut appelé *à donner ses soins aux cholériques*, ce qui lui valut successivement une médaille, puis enfin la croix de la Légion d'honneur.

Mitivié était une de ces natures qui observent beaucoup, mais écrivent peu ; cependant il publia quelques travaux. Les principaux sont : *Les Observations sur les maladies cérébrales des enfants* ; — *Une consultation médico-légale sur un cas de paralysie générale* (Paris, 1841).

Mais son œuvre principale est un mémoire, qu'il fit paraître en 1832, intitulé : *Sur le pouls des aliénés*, et bientôt suivi d'un autre : *Note sur la pesanteur spécifique du cerveau.*

Esquirol avait fondé en 1817 un prix destiné à encourager ses jeunes élèves de la Salpêtrière ; ce prix fut supprimé en 1836, après le départ d'Esquirol de cet établissement. Mitivié le rétablit et, depuis ce jour, le prix Esquirol n'a cessé d'être donné chaque année, par la Société médico-psychologique de Paris.

Nous voyons donc, par là, que Mitivié était non seulement un savant distingué, mais encore qu'il prenait un vif intérêt aux progrès de la science, et que la mémoire de son oncle lui était restée chère.

Cependant, le séjour de Mitivié à la maison de santé d'Ivry devait être relativement court. Dès 1843 il s'était adjoint comme associés deux médecins distingués, nouvellement promus médecins des hôpitaux et attachés à ce titre à la Salpêtrière et à Bicêtre, deux élèves aimés d'Esquirol : Baillarger et Moreau de Tours.

En 1848, il abandonna tout à fait la maison d'Ivry pour revenir habiter rue de Buffon, dans la maison même où son oncle avait, trente ans plus tôt, fondé sa première maison de santé.

Ce fut là qu'il fut surpris par le siège et forcé de se retirer, à cause du bombardement, dans le centre de Paris ; il succomba le 22 janvier 1871, au milieu de toute sa famille.

MOREAU DE TOURS

Dès 1843, Mitivié, à qui était échue la lourde tâche de remplacer Esquirol dans sa maison de santé d'Ivry, ne voulut pas être seul à en partager les responsabilités. Il s'adjoignit donc deux des anciens internes d'Esquirol, ses deux élèves préférés.

Ces jeunes gens, Jacques Moreau de Tours et Baillarger, ayant fait leurs études sous une même direction, ayant subi en même temps et avec autant de succès l'un que l'autre le concours de médecin des hôpitaux, étaient, de plus, deux amis.

Jacques Moreau (de Tours) (1) était né à Montrésor le 3 juin 1804, presque dans le même pays que Baillarger.

Après de brillantes études classiques faites à Chinon et à Tours, Moreau fit ses deux premières années de stage dans cette dernière ville, où il eut pour maître Bretonneau. Il vint ensuite à Paris, et le 6 juillet 1826, il fut nommé interne à Charenton. Esquirol venait de remplacer Royer-Collard dans cet asile.

« Sous la direction de cet incomparable clinicien, il apprit surtout ce qu'on peut appeler le maniement

(1) A. Ritti, Éloge de J. Moreau de Tours, *Ann. méd.-psych.*, 1884, p. 188.

du malade, c'est-à-dire, cette habitude de l'examiner, de l'interroger, de deviner parfois ce qu'il cherche à dissimuler, de s'initier à ses mœurs, à ses passions, habitude qui ne s'acquiert pas dans les livres.

« Esquirol, frappé de la vivacité de l'intelligence de son nouvel interne et de sa curiosité d'apprendre, le prit en affection ; il ne lui ménagea ni les conseils, ni les marques de sympathie, et dès qu'il fut reçu docteur, il lui donna un de ces postes de confiance, auquel il n'appelait que ses disciples d'élite. »

Le 9 juin 1830, par sa thèse *De l'influence du physique relativement au désordre des facultés intellectuelles et en particulier dans cette variété de délire* désignée par M. Esquirol sous le nom de *monomanie*, il opte pour l'école somatique.

Envoyé en mission par son maître, il parcourt la Suisse et l'Italie en compagnie d'un malade. De retour, il publie en 1836 une brochure intitulée : *Des facultés morales considérées sous le point de vue médical, de leur influence sur les maladies nerveuses*, etc.

Il repart presque aussitôt avec un nouveau malade que lui avait confié Esquirol, pour un long voyage de trois ans en Orient. Là, nous le voyons, en observateur consciencieux, visiter les lieux de détention des aliénés, interroger les malades, adopter même le costume et les habitudes des pays qu'il traverse, pour pouvoir mieux en connaître les caractères et en analyser les mœurs.

De retour à Paris, il se remet au travail, et malgré le peu de temps qu'il avait devant lui, sur le conseil de son maître, il se présente au concours des hôpitaux. Après une lutte très vive, il fut nommé ainsi que Baillarger, Trélat et Archambault, tous quatre élèves d'Esquirol.

Tout en préparant ce concours, il avait trouvé encore le temps de publier : *De la folie raisonnante, envisagée sous le point de vue médico-légal*, et ses *Études psychiques sur la folie.*

Ce fut à cette époque que Mitivié se l'adjoignit comme médecin de la maison de santé d'Ivry ; dès lors l'aisance était assurée pour lui, il pouvait se livrer entièrement à la science.

Il combattit vaillamment les idées de Leuret, sur le traitement moral. Ce dernier, assimilant les idées délirantes des aliénés à celles des hommes sains d'esprit, voulait les combattre par des objections, par des discussions, et voire même par la douleur. C'était là une interprétation fausse, et exagérée surtout, du traitement moral, tel que le comprenait Esquirol. Moreau de Tours, n'oubliant pas les paroles du maître qui avait dit « Vouloir combattre par des syllogismes... » fut un de ceux qui contribua le plus à faire écrouler cette méthode thérapeutique.

Durant son voyage en Orient, il avait eu l'occasion de voir l'effet du hashisch sur les Arabes ; il comprit de suite tout le parti qu'on pouvait tirer de cette substance ; de retour en France, il en fit une étude très sérieuse, il l'exposa très brillamment, dans son ouvrage intitulé : *le Haschisch dans l'aliénation mentale.*

En 1852 il est couronné par l'Académie, pour son mémoire sur l'épilepsie ; un peu plus tard il publie un mémoire sur : *les Causes prédisposantes héréditaires de l'idiotie et de l'imbécillité.* Enfin, en 1859, apparaît son œuvre principale : *la Psychologie morbide dans ses rapports avec la philosophie et l'histoire.* La conclusion hardie et nouvelle de cette œuvre entièrement personnelle, résultat de toutes ses recherches et de toutes ses méditations, lui valut, avec des monceaux d'injures, son plus beau titre de gloire. « Toutes les fois que l'on verra les facultés intellectuelles s'élever au-dessus du niveau commun, dans les cas surtout où elles atteindront un degré d'énergie tout à fait exceptionnel, on peut être certain que l'état névropathique, sous une forme quelconque, aura influencé l'organe de la pensée. » Telle était sa conclusion. Le génie est une névrose, a t-on souvent répété depuis.

Malgré ses occupations scientifiques, Moreau (de Tours) avait toujours gardé l'amour des voyages, et, en voyageant, l'habitude de prendre des notes sur toutes les choses intéressantes qu'il voyait. C'est ainsi qu'il a pu nous donner beaucoup de descriptions sur la Belgique, l'Allemagne et l'Autriche.

En 1861, il remplaça le Dr Lélut à la Salpêtrière ; c'est grâce aux observations prises dans ce service, qu'il écrivit un ouvrage (son dernier) sur l'hystérie. Il remplit ses fonctions de médecin de la Salpêtrière jusqu'au dernier moment, et mourut le 26 juin 1884 dans sa quatre-vingt-unième année.

Il eut, avant sa mort, la consolation de voir son fils (Paul Moreau de Tours), qui était né dans la maison d'Esquirol et dont il avait fait lui-même, tant à Ivry qu'à la Salpêtrière, l'instruction médicale, déja membre de plusieurs sociétés savantes et auteur de plusieurs remarquables travaux sur l'aliénation mentale.

Jacques Moreau de Tours a laissé parmi ses amis le souvenir, non seulement d'un savant distingué, mais encore, d'un esprit vif, fin et enjoué. Homme de salon, en même temps que clinicien hors ligne, les nombreux amis qu'il avait, dans le monde de la littérature comme dans celui des arts, aimaient et écoutaient ce conteur spirituel qui avait tant vu et tant observé.

BAILLARGER

Baillarger (1) est né le 25 mars 1809 à Montbazon (Indre-et-Loire).

Il était donc presque du même âge et du même lieu d'origine que Moreau de Tours. Comme lui, il fit ses études à Tours, y commença ses études médicales, et vint les terminer à Paris. Comme lui, il fut nommé externe puis interne de Charenton (juillet 1832), mais alors que Moreau était déjà depuis six ans sous les ordres de son bien-aimé maître Esquirol, et qu'il venait même de passer sa thèse.

« Dès lors, dit Ritti, sa vie était trouvée. Sous la direction de son illustre maître, il prit cette habitude de l'observation de l'aliéné, qu'Esquirol possédait au plus haut degré. A l'école de ce clinicien incomparable, il n'apprit pas seulement à observer l'aliéné, mais aussi à l'aimer, à s'intéresser à lui, à rechercher ce qui peut améliorer son sort si méprisable, à le guérir, et, une fois guéri, à lui épargner des rechutes souvent inévitables par suite des soucis de l'existence. »

En 1837, il soutint sa thèse intitulée : *Du siège de quelques hémorragies méningées*. En 1840, lors du

(1) A. Ritti, Éloge de Baillarger, *Ann. méd.-psych.*, 1892, p. 5.

fameux concours pour les hôpitaux, où *quatre élèves d'Esquirol furent nommés*, Baillarger fut reçu le premier, et opta pour la Salpêtrière.

En 1843, il fondait les *Annales médico-psychologiques*, journal qu'il devait diriger pendant quarante-huit ans.

Ce fut à cette époque que Mitivié se l'adjoignit comme médecin de la maison de santé d'Ivry avec son ami Moreau ; il avait alors vingt-neuf ans et Moreau trente-quatre.

Dès lors Baillarger, ayant un vaste champ d'observation, tant à la Salpêtrière qu'à Ivry, commença à produire la série énorme de ses publications. Nous ne saurions passer une revue complète de l'œuvre scientifique du maître, nous ne citerons ici que les travaux les plus importants.

C'est en 1840, qu'il soumit à l'Académie de médecine son mémoire si connu sur la *Structure de la couche corticale du cerveau*, et en 1842 celui *Sur l'influence de l'état intermédiaire à la veille et au sommeil, sur la production et la marche des hallucinations*. Deux ans après, son travail sur *les Hallucinations, les causes qui les produisent et les maladies qu'elles caractérisent*, lui valut le prix Civrieux.

La mélancolie avec stupeur, la folie à double forme, l'influence de la puberté sur la production de la monomanie avec conscience, quelques considérations sur la monomanie, des hallucinations de la paralysie pellagreuse, furent ensuite ses principaux sujets àétude.

En 1847, l'Académie de médecine lui ouvrit ses portes, et trente ans plus tard, en 1878, il était élu à la présidence. Mais la question de médecine mentale qu'il a étudiée avec le plus d'ardeur est certainement la paralysie générale ; non seulement il a admirablement décrit cette maladie, mais encore, aussi bien au point de vue clinique qu'anatomo-pathologique, il a fait les principales découvertes qui permettent aujourd'hui de prendre une base sérieuse pour les discussions qui ont encore lieu sur ce sujet.

Nous ne saurions non plus passer sous silence son beau travail sur les causes du goitre et du crétinisme. Mais là doit s'arrêter pour nous l'énoncé de ses écrits, car il serait trop long de les énumérer tous. Ceux qui s'occupent de médecine mentale savent bien que le nom de Baillarger se rencontre partout et à propos des sujets les plus divers.

Baillarger était encore un clinicien hors ligne et un orateur distingué. Pendant plus de vingt ans, les auditeurs accoururent en foule à la Salpêtrière pour entendre la parole claire et lumineuse du maître.

C'était en outre un homme de cœur; sa charité était inépuisable. Préoccupé pour ses jeunes confrères des difficultés matérielles de l'existence, il avait fondé l'Association mutuelle des médecins aliénistes.

Enfin, François Franck rappelle qu'en 1870, n'ayant pas encore atteint la limite d'âge et voulant faire place aux jeunes, il venait de résigner ses fonctions de médecin d'hôpital, et de se retirer à la campagne, quand il apprit l'investissement de Paris ; sans hésiter il revint s'enfermer dans la capitale et reprit son service jusqu'à la paix. Vingt ans plus tard, le 31 décembre 1890, la mort vint terminer cette belle carrière si longue et si bien remplie.

MARCÉ

Louis-Victor Marcé (1) naquit à Paris le 3 juin 1828; il perdit son père en bas âge et fut élevé par un de ses cousins, le Dr Marcé (professeur à l'École de médecine de Nantes), qui lui servit de père.

Il commença ses études médicales à l'École de médecine et à la Faculté de Nantes.

Mais le désir de s'engager dans la voie des concours devait bientôt appeler Marcé à Paris. En 1851, il est nommé interne, le troisième de sa promotion. En 1853, il obtint la médaille d'argent; en 1856, il eut le grand prix de l'École pratique, et soutint sa thèse : *les Kystes spermatiques*, sur un sujet de chirurgie. Jusque-là en effet, Marcé, interne et protégé de Velpeau, était attaché exclusivement à la chirurgie, et ce n'est que le hasard de la vie qui devait faire de lui un aliéniste éminent.

Marcé était loin d'être riche, au moment où il fut reçu docteur; il dut donner quelques cours de jeunes élèves pour attendre la clientèle. Parmi eux se trouvait le fils de Pelouze, le chimiste illustre, et ce fut à ce titre qu'il fut admis dans le salon de l'Hôtel des monnaies, qui était alors le rendez-vous

(1) A. Ritti, Éloge de Marcé, *Ann. méd.-psych.*

des représentants les plus distingués de l'Institut et du Collège de France.

Dans ce milieu grave et un peu sévère, les gracieuses filles de M. Pelouze faisaient un contraste qui était bien fait pour charmer Marcé, qui, quoique très sérieux, n'avait pas encore atteint l'âge où le cœur reste muet. Un obstacle seul se présentait au mariage : le manque de position du jeune homme. Voilà la cause qui décida Marcé à poser sa candidature comme médecin adjoint de la maison Esquirol auprès de MM. Baillarger et Moreau de Tours.

Il était jeune, intelligent et travailleur, il fut agréé.

Dès lors Marcé devait se consacrer uniquement à l'aliénation mentale ; il lui était, du reste, facile de se mettre à la hauteur de sa nouvelle tâche avec deux maîtres comme Baillarger et Moreau.

Reprenant les études d'Esquirol sur la folie puerpérale, il publie une monographie qui, dit Claude Bernard, « par le nombre et l'importance des faits qu'elle contient, et par les conséquences que l'auteur a déduites de l'observation, a jeté de nouvelles lumières sur un sujet très important de pathologie mentale ».

Le 12 avril 1859, il lit à l'Académie de médecine, un mémoire sur l'état mental des choréiques.

En 1860, il se présente à l'agrégation avec Charcot, Laboulbène, Lorain, Parrot, Potain, Vulpian, et est nommé le premier. Sa thèse des *Altérations de la sensibilité* a été lue et est lue encore aujourd'hui par tous les aliénistes et tous les neurologistes. Il est nommé la même année médecin des aliénés de la Seine, et tout en faisant son enseignement à l'école, il rédige son *Traité des maladies mentales*, qui paraît en 1862. Loin de se reposer, après avoir écrit cet ouvrage qui est son œuvre maîtresse, en 1863 il publie, dans la *Gazette médicale de Paris*, le résultat de ses recherches sur la démence sénile. La même année il fait une communication au congrès médical de Rouen sur la valeur des écrits des aliénés, au point de vue de la séméiologie et de la médecine légale. Il publie en outre de nombreux articles dans le *Dictionnaire de médecine et de chirurgie pratiques* de Jaccoud.

Marcé était arrivé, à trente-huit ans seulement, à avoir avec les titres le bonheur et la fortune, lorsqu'au mois d'août 1864, la mort vint briser brusquement une carrière qui s'annonçait si belle.

LUYS

A la mort de Marcé, c'est-à-dire en 1864, les docteurs Moreau de Tours et Baillarger s'adjoignirent le Dr Luys, déjà connu par ses recherches sur le système nerveux, pour les aider dans l'administration de la maison de santé d'Ivry.

Ayant été son élève, il ne nous appartient pas de le juger. Nous cédons la parole à M. A. Ritti (*Annales médic.-psych.*, sept. 1897).

Luys (Jules-Bernard) naquit le 17 août 1828, à Paris, où il fit ses études classiques et médicales. Reçu interne des hôpitaux en 1853, il se livra avec ardeur, sous la direction de Ch. Robin, aux recherches microscopiques ; il eut l'honneur de voir récompenser par l'Académie de médecine, en 1856, un mémoire intitulé : « *du Microscope, de ses applications à l'anatomie pathologique, au diagnostic et au traitement des maladies*. L'année suivante, il soutint sa thèse de doctorat qui avait pour sujet : *des Études d'histologie pathologique sur le mode d'apparition et l'évolution des tubercules dans le tissu pulmonaire.*

Luys, qui était un travailleur acharné, se prépara avec ardeur aux concours des hôpitaux et de la Faculté. Deux fois, il se présenta à l'agrégation : la première fois en 1860, avec une thèse ayant pour titre : *Doit-on admettre une fièvre puerpérale ?* la seconde fois en 1863, où il soutint une thèse, à bien des égards remarquable, sur *les Maladies héréditaires* ; mais il ne put forcer les portes de la Faculté. Plus heureux au concours des médecins des hôpitaux, il fut reçu en 1862, à peine âgé de trente-quatre ans.

C'est vers cette époque que Luys commença les travaux qui devaient absorber toutes les forces de son esprit et lui acquérir une juste renommée ; je veux parler de ses remarquables recherches sur l'anatomie, la physiologie et la pathologie du système nerveux.

Ses recherches sur le système nerveux cérébro-spinal, sa structure, ses fonctions et ses maladies, eurent un succès mérité ; c'était une admirable synthèse, synthèse provisoire sans doute, mais qui rouvrait à la science une voie qu'elle semblait avoir abandonnée depuis que les théories de Gall étaient tombées en discrédit.

A la mort de Marcé, survenue en 1864, Luys prit sa succession à la maison de santé Esquirol, d'Ivry-sur-Seine ; il trouva là un nouveau champ d'études, les maladies mentales, et le cultiva avec ardeur, non exclusivement en clinicien, mais en anatomo-pathologiste. Esprit essentiellement déductif, il tira, de ses connaissances sur la structure du système nerveux, une psychologie dont les premiers linéaments se trouvent dans son premier grand ouvrage, qu'il développa ultérieurement dans ce curieux mémoire publié en 1874 et intitulé : *des Actions réflexes du cerveau dans les conditions normales et morbides de leurs manifestations*, et qui reçut enfin sa forme définitive dans : *le Cerveau et ses fonctions* ce volume de la Bibliothèque scientifique internationale.

C'est de cette somme considérable de connaissances, les unes objectives, les autres subjectives, qu'il déduisit sa pathologie mentale, œuvre d'une rare originalité, d'une incontestable puissance de généralisation.

Mais son *Traité clinique et pratique des maladies mentales*, publié en 1881, n'eut peut-être pas tout le succès qu'il méritait ; Luys fonda, en 1881, avec le regretté professeur Ball, un recueil de médecine mentale et nerveuse, *l'Encéphale*, qui vécut huit ans. Il y inséra un nombre considérable d'articles, y soutint avec talent les thèses qui lui étaient chères, sur les questions du divorce et de la folie, sur la revision de la législation sur les aliénés, etc.

C'est à cette époque aussi, qu'il commença de s'occuper de l'étude des manifestations hypnotiques ; nous ne le suivrons pas sur ce terrain mouvant, glissant, pourrions-nous dire, où ses tendances enthousiastes devaient l'entraîner plus loin que l'homme de science n'aurait dû ; car il ne s'agit pas de mettre en doute la bonne foi du maître, qui était entière, absolue. Nous préférons rappeler encore que Luys nous laisse un livre sur *le Traitement de la folie*, fruit d'une expérience, d'une pratique médicale de plus d'un quart de siècle, où l'on trouve résumés et discutés tous les procédés thérapeutiques en usage dans les services d'aliénés.

Les travaux de Luys furent dignement récompensés; lauréat de la Faculté de médecine, de l'Académie de médecine et de l'Institut, il fut élu, en 1877, membre de l'Académie de médecine dans la section d'atanomie et de physiologie; il y prit part à de nombreuses discussions et s'y faisait remarquer par l'originalité de ses aperçus.

Comme la majorité des savants, il se préoccupait du jugement de la postérité et il espérait qu'il lui serait favorable. Grâce à ses travaux sur le système nerveux, son nom ne périra pas; il restera certainement gravé dans le cœur de tous ceux qui l'ont connu intimement et qui ne sauraient oublier le bien qu'il leur a fait.

Nous n'avons rien à ajouter à cet exposé de la vie et de l'œuvre du Dr Luys, sinon que l'administration de la maison d'Ivry lui avait été primitivement confiée, jusqu'au 1er avril 1904. Mais dans ces dernières années, très fatigué et déjà malade, il avait résolu de se retirer. D'autre part, M. P. Moreau de Tours, qui avait toujours été élevé par son père dans les idées d'Esquirol, craignant de voir se perdre ces principes, trouvant surtout qu'on n'avait pas fait assez pour le bien-être des malades, et voulant faire mieux, résolut, le 1er avril 1895, de revenir passer sa vie dans la maison qui l'avait vu naître, et de s'occuper lui-même des intérêts et du traitement de ses malades.

En résumé : En 1817, Esquirol fonde la maison du 23 de la rue Buffon et, en 1828, celle d'Ivry, où il reste jusqu'à sa mort (décembre 1840).

De 1840 à 1843, Mitivié seul directeur médecin. De 1843 à 1850, il administre la maison avec Baillarger et Moreau de Tours.

En 1851, MM. Baillarger et Moreau de Tours deviennent propriétaires, s'adjoignent Marcé en 1856. A la mort de Marcé en 1864, Luys prend sa place jusqu'en 1884. Après cette époque, Luys reste seul médecin directeur. Enfin, le 1er avril 1895, le Dr P. Moreau de Tours reprend la direction de sa maison de santé.

Cependant, en terminant ce chapitre, nous considérons comme un devoir pour nous, de citer les noms de quelques-uns des collaborateurs dévoués de MM. Moreau de Tours, Baillarger, Marcé et Luys, qui, comme internes ou médecins-adjoints, ont donné leurs soins dévoués aux malades de la maison Esquirol.

Ce sont ceux des docteurs :

Édouard Potain, actuellement professeur à la Faculté de médecine et médecin de la Charité.

Ant. Ritti, aujourd'hui médecin de la maison nationale de Charenton et rédacteur en chef des *Annales médico-psychologiques*.

Lunier, mort inspecteur général des aliénés.

Léger, ancien médecin de l'Hôtel-Dieu. Puis viennent : Labat, Sicard de Plouzolles, qui mourut victime du devoir, assassiné par une de ses malades ;

Descourtis, qui tient encore aujourd'hui une maison d'hydrothérapie modèle; Guimbail, qui dans son sanatorium de Monaco approfondit tous les jours davantage l'étude de la thérapeutique par les agents physiques.

LA MAISON DE SANTÉ DE 1840 à 1895

Nous avons décrit la maison de santé telle qu'elle se trouvait être en 1840, au moment de la mort d'Esquirol. Mitivié, son neveu, ne devait y porter que peu de modifications, et nous ne relevons à son actif que l'acquisition d'un terrain de peu d'importance.

Sous la direction de MM. Moreau et Baillarger, des modifications considérables, au contraire, devaient avoir lieu.

Déjà, en 1856, un acte notarié, qui nous tombe entre les mains, nous montre que la maison avait changé du tout au tout au moment de l'arrivée de Marcé.

Mais comment décrire des terrains, des bâtiments? Seul, un notaire est capable de le faire, nous aimons mieux lui en laisser la responsabilité, quitte à revenir plus tard sur certains points particuliers. Voici cette description faite dans un style qui est peut-être utile, mais qui n'a rien d'agréable.

1° Entrée principale de la propriété consistant : une cour donnant accès sur la rue par une porte cochère et sur le jardin par une grille en fer.

2 Maison, dite pavillon de maître, élevée sur caves, d'un rez-de-chaussée et d'un premier étage, divisés

chacun en quatre pièces ; d'un deuxième éta divisé en trois pièces. Jardin et parterre clos murs.

3° Bâtiment appelé office et cuisine, élevé su terre pleine d'un rez-de-chaussée divisé en s pièces, et d'un premier étage divisé en trois pièce Un autre bâtiment, dit fruiterie, élevé sur cave cour et jardin, le tout clos de murs.

4° Divers bâtiments appelés les communs, consi. tant en écuries, remises, laiterie, étable à porc cabinet d'anatomie, gymnase, atelier de menuiseri lingerie, le tout au rez-de-chaussée. Au premi étage, chambres de domestiques et employés. Cou basse-cour, trou à fumier, le tout clos de murs communiquant avec le surplus de la propriété c ayant aussi une entrée par la rue du Liégat.

5° Un grand jardin potager, d'agrément, ave massifs, arbres de haute futaie, et dans lequel s trouve, au milieu, une maison dite : grande maisor Celle-ci est élevée sur caves d'un rez-de-chaussé divisé en cinq pièces, d'un premier étage divisé e neuf pièces, et d'un petit grenier. Vers l'extrémit nord se trouve une chapelle.

6° Une maison dite : maison Tison, simple e profondeur, ayant quatre croisées de face sur la ru Liégat, et cinq sur le jardin. Elle est élevée, parti sur caves, d'un rez-de-chaussée, de deux étages (d'un grenier. Un petit corps de logis, attenant à l maison, donnant sur le jardin, est composé d'un re: de-chaussée et d'un étage. Le tout clos de murs.

7° Une maison nouvellement construite, dite : maison Potier, ayant son entrée dans la rue du Liégat par une porte cochère. Élevée sur caves d'un premier et d'un deuxième étage, divisés chacun en quatre pièces. Jardin clos de murs, communiquant par une porte avec le surplus de la propriété.

8° Chantier pour le bois, clos de murs de tous côtés.

9° Maison dite : petite maison des Dames, élevée sur caves d'un rez-de-chaussée divisé en trois pièces, et de trois étages divisés chacun en quatre pièces, et d'un grenier. Jardin clos de murs communiquant avec le surplus de la propriété.

10° Maison dite : petite maison des Messieurs, élevée, partie sur caves, d'un rez-de-chaussée divisé en cinq pièces, d'un premier étage divisé en neuf pièces ; le tout clos de murs, ayant une entrée donnant accès sur le surplus de la propriété.

11° Bâtiment des bains, double en profondeur, élevé sur caves d'un rez-de-chaussée divisé en huit pièces et une pièce où se trouve le corps de pompe et la chaudière à l'usage des bains ; d'un premier étage divisé en onze pièces et d'un grenier perdu. Au milieu de ce bâtiment se trouve une voûte fermée par une grille en fer, donnant communication du jardin dans le parc.

12° et 13° Galeries faisant suite à chaque extrémité du bâtiment avec galeries, pavillons aux extrémités, sauts de loup en face les bâtiments, pelouses plantées d'arbres, au milieu onze pièces y compris le salon.

14° Parc ayant vue sur la campagne.

15° 16° 17° Trois propriétés différentes à la suite les unes des autres. Chacune d'elles est bâtie au milieu d'un jardin entouré de murs, et a son entrée sur un passage conduisant au parc. Le petit pavillon est élevé sur caves d'un rez-de-chaussée et d'un premier étage divisé en quatre pièces. Grenier perdu. Le grand pavillon est élevé sur caves d'un rez-de-chaussée divisé en quatre pièces, d'un premier étage divisé en cinq pièces, et d'un deuxième étage divisé en trois pièces. Le pavillon Gabrielle, élevé sur caves d'un rez-de-chaussée composé de quatre pièces, et d'un premier étage divisé en cinq pièces.

18° La villa-quartier dite : Tannerie, près du passage conduisant au parc, élevée sur caves, d'un rez-de-chaussée divisé en sept pièces, d'un premier étage divisé aussi en sept pièces et d'un grenier perdu. Jardin devant, clos de murs.

MM. Baillarger et Moreau avaient augmenté considérablement la propriété par deux achats successifs de terrain. Ils avaient démoli et fait reconstruire la maison Potier, qui, déjà du temps d'Esquirol, servait à mettre des malades femmes tranquilles, et non encore convalescentes.

Jugeant qu'entre la galerie et la liberté relative dont jouissaient les malades dans la petite maison des Messieurs, il y avait place pour une fondation intermédiaire, ils avaient fait construire une villa-quartier permettant une surveillance plus sévère.

Certains malades qui, par leur vie antérieure et

par leur fortune, s'accommodaient mal d'une vie en commun, réclamaient des pavillons isolés ; aussi

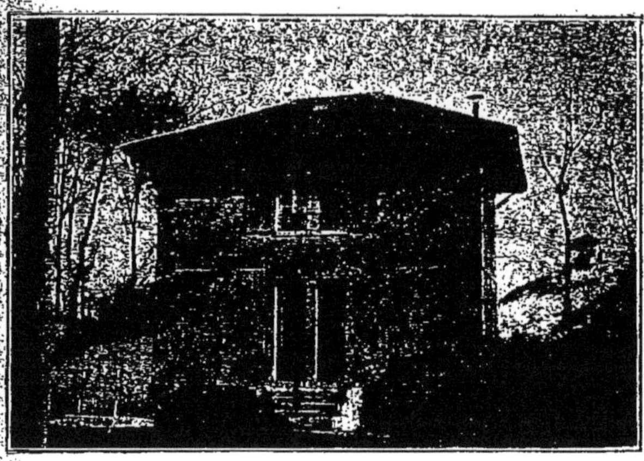

firent-ils bâtir les trois chalets que nous avons vus figurer dans la nomenclature du notaire.

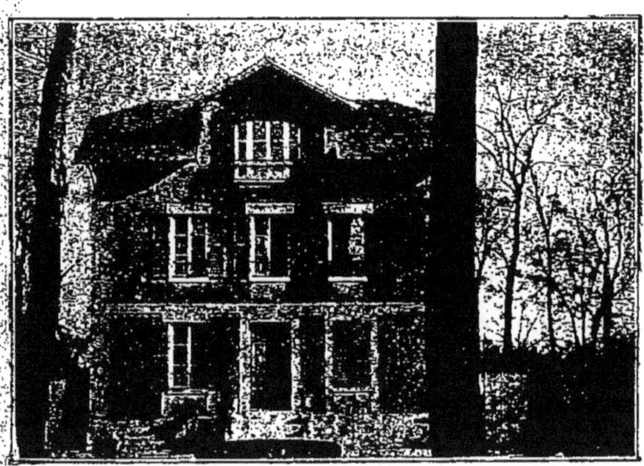

Mais là ne devaient pas s'arrêter ces réformes. Toutes ces maisons, sauf les pavillons isolés, représentaient malgré tout des quartiers.

Sans doute, chaque malade avait sa chambre ou son appartement particulier ; chacun avait son domes-

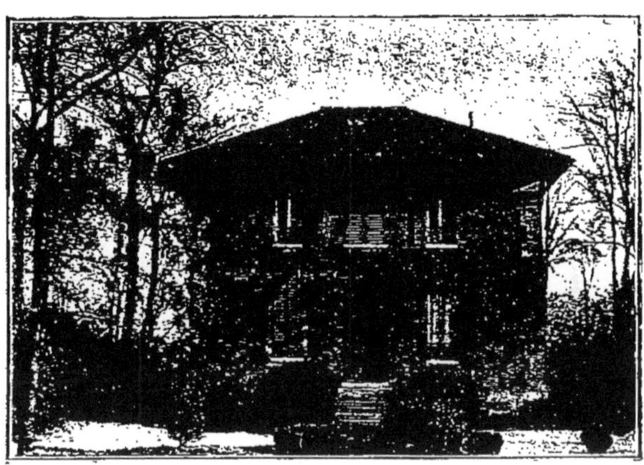

tique, mais il n'en était pas moins soumis à la règle générale qui régissait la maison de laquelle il dépendait.

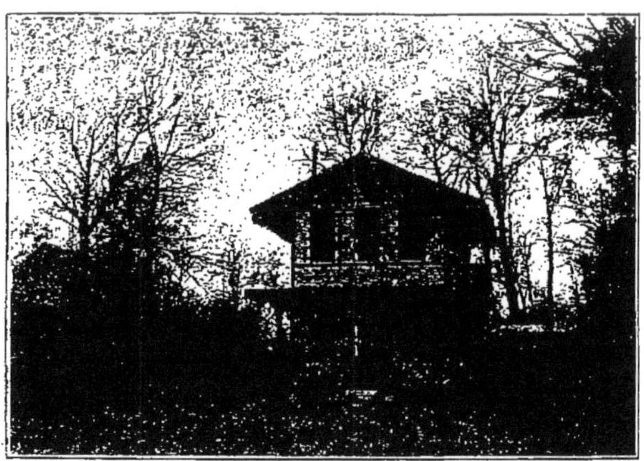

Le médecin, il est vrai, pouvait donner des ordres pour donner une liberté plus grande encore à certains malades, mais la question d'autorisation du surveillant ou de la surveillante pour se faire ouvrir la porte n'en subsistait pas moins.

MM. Moreau de Tours et Baillarger pensèrent que, chez certains malades, cette impression d'internement devait être évitée; que les convalescents, avant de jouir de la liberté complète au dehors, devaient jouir de la liberté complète dans l'asile, et c'est

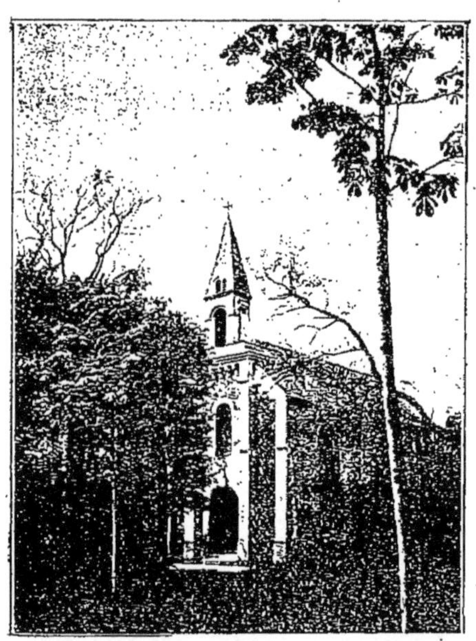

pourquoi ils firent construire deux vastes maisons, une pour les messieurs et une pour les dames, ne rappelant en rien des maisons d'internement, n'étant pas entourées de murs.

Ils firent élever à la même époque un quatrième pavillon isolé sous le nom de Chalet suisse. Enfin une chapelle fut construite dans le fond du parc, pour permettre aux malades d'assister aux offices du dimanche.

Ces modifications avaient eu lieu lentement sous la direction de MM. Moreau de Tours, Baillarger, Marcé. La dernière, qui fut une véritable innovation, eut lieu sous la direction de M. Luys. Beaucoup de malades en effet, à leur sortie de la maison de santé, sont encore justifiables d'une surveillance particulière. D'autres, pour lesquels un médecin refuserait de délivrer un certificat d'internement, sont cependant susceptibles d'être mis entre les mains d'un médecin aliéniste, et viennent réclamer d'eux-mêmes le traitement. D'autres enfin, étant atteints d'une de ces maladies longues ou chroniques, qui ont un si grand retentissement sur le moral, viennent souvent nous réclamer notre aide, que de par la loi nous sommes forcés de leur refuser. Le docteur Luys voulut remédier à cet état de choses, en créant une maison de convalescence. Cette maison, dont il fit une annexe de la maison de santé, en resta cependant tout à fait indépendante, et la porte en fut toujours close pour les aliénés avérés.

La maison, ancien pavillon de chasse d'une des nombreuses favorites de Louis XV, est située dans un grand et beau parc, aux allées sinueuses et ombragées, qui contient les plus beaux arbres de la région.

TRAITEMENT ACTUEL DES ALIÉNÉS

> « C'est pour avoir manqué de prévoyance que la folie est si souvent héréditaire; c'est pour être imprudentes, que les personnes qui ont eu un accès de folie sont sujettes au retour de la même maladie. »

« Il est tout d'abord un premier point sur lequel je ne saurais assez insister, c'est que la folie est une maladie essentiellement curable. C'est une erreur, c'est un préjugé profondément enraciné dans l'esprit des gens du monde que l'aliénation mentale ne guérit jamais. Le médecin doit savoir au contraire que, parmi les aliénés confiés à ses soins, il en est plusieurs qui peuvent espérer un rétablissement complet. Cette conviction doit régner avant tout dans sa conscience, car la perte de l'espoir mène à l'indifférence en thérapeutique, qui favorise trop la paresse d'esprit si naturelle à plusieurs d'entre nous, pour n'être point acceptée avec enthousiasme.

« La folie est donc essentiellement curable; il en est surtout ainsi dans la période prodromique ou initiale, et malheureusement il est rare que le malade soit mis en contact à ce moment critique avec un aliéniste de profession.

« Il importe, en effet, dans les cas élémentaires, de

formuler un diagnostic précis et rigoureux. Il faut surtout se garder de partager les illusions de la famille, qui répugne presque toujours à reconnaître l'existence d'une maladie mentale chez un de ses membres, et qui, chose étrange, parvient souvent à faire partager ses erreurs à des médecins même assez instruits. »

Ainsi s'exprime le professeur Ball dans ses leçons sur les maladies mentales. Voyons maintenant quelle est la méthode thérapeutique que l'on doit suivre pour arriver à la guérison.

Cependant, avant de commencer ce chapitre, je dois dire que je n'ai pas la prétention, dans ces quelques lignes, de retracer, même d'une façon superficielle, le traitement complet des maladies mentales. Il faudrait un traité énorme pour décrire d'une façon rigoureuse les soins particuliers que réclame chacune des nombreuses affections classées sous le nom de folie; et encore ce traité serait-il forcément incomplet, car le caractère individuel qu'imprime chaque malade à son affection, nous force souvent à modifier les indications thérapeutiques. Je veux simplement ici formuler les principes généraux du traitement, et tout en donnant les raisons, en montrer parfois les difficultés que nous rencontrons dans leur application.

Puissent quelques parents de malades lire ces lignes et se convaincre que, dans la lutte presque journalière que le médecin est obligé d'engager contre eux pour faire respecter le traitement de ses clients, il est uniquement guidé par un but thérapeutique.

Certes, il est malheureusement des malades incurables, pour lesquels nous n'avons, tout en exerçant une surveillance rigoureuse, qu'à leur accorder le plus de liberté et le plus de jouissances possibles ; mais il en est aussi beaucoup de guérissables, et alors le devoir d'un médecin consciencieux est de poursuivre la guérison par tous les moyens, dût-il pour cela déplaire momentanément aux parents. Je suis persuadé du reste que pas un seul d'entre nous n'est prêt à sacrifier à son intérêt particulier l'intérêt du malade.

INTERNEMENT

Avant que toute action thérapeutique commence, il faut donner au médecin le droit et les moyens de soigner le malade, et pour cela pratiquer l'internement.

L'internement! Nous voici tout de suite arrêté par un mot, qui a le don de provoquer une horreur, une répulsion instinctives, que les meilleurs arguments sont souvent incapables de vaincre.

Eh bien, soit! le mot est mauvais, puisque la foule lui attribue un sens mal défini et terrible qu'il ne doit pas avoir ; quant à la chose en elle-même, elle n'a rien d'effrayant.

C'est le droit donné momentanément au médecin de soigner un malade (même contre la volonté de ce dernier), et de restreindre sa liberté individuelle dans la mesure du nécessaire pour l'empêcher de nuire aux autres ou à lui-même.

Fst-ce le traitement imposé qui cause cet effroi?

Je sais bien qu'il y a des personnes qui, plutôt que de contrarier un enfant malade, qui refuse de prendre un remède, sont assez faibles pour lui céder, et pour s'exposer ainsi à une catastrophe. Cependant la majorité est plus raisonnable et veut bien qu'on soigne son malade, elle est même disposée à vous donner tous les droits indispensables, mais à une condition, c'est que cela ne s'appelle pas de l'internement.

Serait-ce la suppression partielle de la liberté individuelle qui répugnerait? Non ; les parents ne se font aucun scrupule d'enlever une partie de la liberté à leur malade. Ils se rendent, du reste, bien compte, qu'à la maison de santé, celui-ci pourra jouir d'une liberté dix et vingt fois plus grande, circuler, parler, crier tout à son aise, tout en étant mieux surveillé.

Tout le monde trouve très naturel, qu'à l'hôpital, un délirant soit maintenu et soigné contre sa volonté ; dans un asile, c'est tout différent, cela porte un nom, l'internement, et cela fait horreur. La chose serait donc admise facilement ; ce qui ne l'est pas, c'est le mot, car, circulant de bouche en bouche, il a fini par changer presque de signification, et aujourd'hui il représente à lui tout seul toutes les idées erronées du public, pour ce qui concerne les aliénés et les asiles.

Pour un certain monde, en effet, la maison de santé reste encore non un hôpital, mais une prison ; et cette idée absurde est ancrée dans les esprits, uniquement parce que les malades qui suivent un traitement se trouvent, comme les vagabonds qui purgent une condamnation, dans l'impossibilité de nuire à leurs semblables. Aussi invraisemblable que cela puisse paraître au premier abord, c'est en grande partie parce qu'en soignant nos malades nous protégeons leur vie, leur fortune, l'honneur de leur famille, qu'on veut les assimiler à des coupables, et nous à des geôliers.

Mais combien plus injuste encore est le public, vis-à-vis de l'aliéné. Il se fait de lui une idée tellement exagérée, tellement fausse, qu'il regarde presque son mal comme honteux.

Il n'a jamais vu le type de malades qu'il se représente, mais il se figure que tous les pensionnaires des asiles répondent à ce type, et lorsqu'on lui apprend que non, il reste étonné et en conclut bêtement que ces malades ne sont pas des fous.

Ce que le public ne sait pas, c'est que des aliénés, et parfois des plus dangereux, courent journellement les rues (malheureusement pour eux et pour leurs semblables), qu'on leur cause, qu'on les coudoie tous les jours, sans avoir l'idée de leur appliquer cette épithète malsonnante de fous ; c'est qu'enfin les aliénistes reconnaissent le plus souvent les simulateurs, à ce qu'ils sont fous comme le veut la foule. Mais alors même que l'aliéné serait ce qu'on veut, qu'il soit, pourquoi faire un crime à un homme de sa maladie? on ne réfléchit donc pas qu'un simple coup porté sur la tête suffirait, à ce compte, à conférer la honte, qu'il peut faire éclore la folie !

Mais une dissertation de ce genre pourrait nous entraîner trop loin ; disons seulement que les troubles psychiques se rencontrent un peu partout; ils ont leur minimum d'intensité chez les personnes réputées saines d'esprit, le maximum chez certains pensionnaires de nos asiles. Je ne veux pas dire par là que tout le monde soit fou, mais que personne n'est complètement à l'abri de la folie; car, de même qu'en pathologie générale, nous avons rangé sous ce nom collectif une série d'affections dont les unes sont aiguës, les autres chroniques, certaines héréditaires, mais beaucoup aussi acquises.

En résumé, les parents ne veulent pas interner les malades au début de leur affection pour plusieurs raisons, qui toutes ont leur point de départ dans les idées que nous avons énoncées plus haut.

La première, c'est que, partageant les idées de la foule sur l'aliéné, il leur répugne d'en avoir un dans leur famille, et ils font tout leur possible pour se convaincre à eux-mêmes, et pour convaincre les autres, que c'est une affection d'un autre genre, dont est atteint leur malade. La seconde, c'est que, ne songeant pas au traitement, à la guérison possible, ayant cette crainte mal fondée de l'internement, ils cherchent à prolonger le plus longtemps qu'ils peuvent le séjour dans la famille. La troisième, c'est qu'ils connaissent les idées des autres, de leurs voisins, de leurs amis sur les maisons de santé et ont peur qu'on leur reproche d'avoir fait interner un des leurs. La quatrième, c'est qu'ils redoutent la rancune du malade lui-même, qui, une fois guéri, peut leur en vouloir, voire même les déshériter. La cinquième enfin, c'est qu'ils croient sincèrement pouvoir soigner leurs malades eux-mêmes et leur accorder plus de satisfactions que dans une maison de santé.

Mais que ce soit l'une ou l'autre de ces raisons, qui décide les parents à temporiser pour pratiquer l'internement, le résultat est le même. Ce qu'ils attendent, sans s'en douter, c'est une double catastrophe ; la première, d'ordre social : ruine, meurtre, déshonneur ; la seconde, d'ordre médical : la chronicité.

En effet, de deux choses l'une, ou l'on se méfie du malade, et alors commence pour lui ou une observation insuffisante, ou la séquestration à domicile, barbare, terrible au point de vue hygiénique ; ou bien l'on ne s'en méfie pas, et alors la première des catastrophes annoncées ne tarde pas à arriver.

Et qu'on ne vienne pas me dire qu'il y a place pour un moyen terme, ce sont là des choses d'observation journalière. Les familles qui ont eu, par leur faute, de ces surprises désagréables se comptent par centaines, et toutes font la même réponse : « On ne s'en serait jamais douté ! ! »

Au moins le malade a-t-il pu jouir un peu plus longtemps de la vie de famille ? Non, car « la première conséquence de l'aliénation mentale c'est l'autophilie. Cette exaltation morbide du sentiment individuel s'exagère et s'exaspère dans le cercle étroit de la vie de famille. Là, le malade exerce une influence tyrannique sur tout son entourage ; ses moindres caprices deviennent des événements, et il finit par détester ceux qui, courbés devant lui, ne craignent rien autant que de contrarier la moindre de ses volontés. »

Quant aux conséquences médicales du retard apporté à l'internement, nous le répétons encore une fois, elles sont désastreuses. La grande fabrique de chroniques se trouve au domicile des parents.

Nous n'avons eu jusqu'à présent en vue que les aliénés vrais, ceux qui forment une des extrémités de la chaîne ininterrompue qui relie le fou à l'homme sain. Que ferons-nous des échelons moyens, les mélancoliques avec conscience, les hystériques simples, les neurasthéniques, les morphinomanes, etc.? Ici l'obstacle au traitement ne vient plus des parents, car ces malades (comme, du reste, beaucoup d'aliénés vrais) viennent réclamer eux-mêmes des soins, mais il vient de la loi qui nous défend de les interner, même avec leur consentement. Pour ce genre de malades, nous avons tranché la question à Ivry, en fondant une maison, annexe de la première, mais qui en est complètement isolée. Là, les malades ne sont pas internés, et ne subissent d'autre contrainte que celle exercée par l'autorité morale que le médecin a su prendre sur eux.

ISOLEMENT

Nous venons de dire que les aliénés doivent être internés pour deux raisons. La première, c'est que les plus inoffensifs en apparence sont souvent dangereux pour l'ordre public, pour la sûreté des personnes ou pour eux-mêmes, et exigent une surveillance de tous les instants qui est impossible en dehors de la maison de santé. La seconde, c'est qu'ils sont en général curables (surtout au début), et que le meilleur moyen d'obtenir leur guérison est de les soumettre à une surveillance médicale continue et judicieuse, et de pratiquer l'isolement.

Il n'y a, du reste, que dans une maison de santé, que l'on puisse installer convenablement tous les moyens thérapeutiques nécessaires pour le traitement de la folie, et il n'y a guère qu'un médecin d'une de ces maisons, qui puisse acquérir sur les malades une autorité suffisante pour faire rendre à ce traitement tout ce qu'il doit donner.

Esquirol, le premier, a tracé, d'une façon précise, les principes de l'isolement et son mode d'application ; je ne saurais mieux faire, en maintes circonstances, que de citer la parole même du maître, car nul, mieux que lui, n'a étudié cette question et ne l'a exposée avec plus de précision et plus de largeur de vues.

Mais tout d'abord, qu'est-ce que l'*isolement*?

C'est une méthode thérapeutique, qui consiste à

soustraire l'aliéné à ses habitudes, à l'éloigner du milieu où a éclaté son délire, à le séparer des personnes qui ont pris une part plus ou moins active dans le développement de son affection, enfin, à le placer dans des conditions nouvelles d'hygiène, d'habitation et d'entourage.

Voilà en quoi se réduit l'isolement, et sans vouloir engager tout de suite une discussion avec les adversaires de cette méthode, je tiens à dire à l'instant que, pas plus pour Esquirol que pour nous, isoler n'a jamais voulu dire priver de liberté, sevrer de distractions, d'amusements le malade, et éloigner de lui toute chose pouvant lui rappeler la vie normale d'un homme civilisé. S'il est des personnes qui ont interprété l'isolement dans ce sens, c'est parce que les crédits qui leur étaient alloués étaient insuffisants pour leur permettre de construire des établissements répondant à une autre interprétation ; c'est qu'ils avaient trop de malades pour pouvoir les connaître à fond, et pas assez de domestiques pour les surveiller.

Mais s'ensuit-il, parce que la méthode a été mal appliquée par certains, qu'elle soit mauvaise? Non, mille fois, et non seulement elle est bonne, mais encore c'est elle qui sert de base à tout traitement, qui, sans elle, devient impossible.

Certes, je ne veux pas dire que l'isolement à lui seul soit suffisant pour guérir toutes les affections mentales, ce serait encore là tomber dans une de ces erreurs regrettables, que partagent malheureusement trop de médecins ; mais je dis qu'il est bon par lui-même et qu'il est indispensable pour pouvoir pratiquer le traitement moral et le traitement hygiénique.

Aussi Esquirol pose-t-il ce principe que : « tout aliéné doit être soustrait à ses habitudes, à sa manière de vivre, séparé des personnes avec lesquelles il vit habituellement, pour être placé dans des lieux qui lui sont inconnus et confié à des soins étrangers. »

Puis il en donne les raisons : « Souvent la cause de l'aliénation mentale existe au sein des familles ; la maladie prend sa source dans des chagrins, des dissensions domestiques, des rêves de fortune, des privations, etc... et la présence des parents, des amis de l'aliéné irrite le mal. Quelquefois un excès de tendresse entretient la maladie ; un mari se persuade qu'il ne peut faire le bonheur de sa femme, il prend la résolution de fuir ou de terminer son existence, puisque c'est le seul moyen de la rendre heureuse. Les pleurs de sa femme, sa contenance triste, sont autant de motifs qui persuadent à cet infortuné qu'il n'a rien de mieux à faire que de se détruire.

« La première commotion, donnée aux facultés morales et intellectuelles, a-t-elle eu lieu dans la propre maison de l'aliéné, au milieu de ses proches ? la vue de cette maison et des personnes qui l'habitent rendront sans cesse au malade ses idées et ses sensations délirantes. Il faut soustraire le malade à ces causes... Les aliénés prennent en aversion les personnes qui leur sont chères, ils les injurient, les maltraitent, les fuient; c'est une suite de leur défiance, de leurs soupçons, de leurs craintes ; prévenus contre tout, ils craignent tout.

« Quelques-uns semblent faire exception à cette loi générale, et conservent une sorte d'affection pour leurs parents et pour leurs amis; mais cette tendresse, qui est quelquefois excessive, existe sans confiance pour les personnes, qui, avant la maladie, avaient dirigé les idées, les actions du malade. Ce mélancolique adore son épouse, mais il est sourd à ses avis, à ses prières; ce fils immolerait sa vie pour son père, mais il ne fera rien par déférence pour ses conseils, dès qu'ils auront son délire pour objet.

« Il est des aliénés dont le délire est à peine sensible; il n'en est point dont les passions, les affections morales, ne soient désordonnées, perverties ou anéanties. »

Mais non content de donner les raisons de l'isolement, Esquirol approfondit encore cette étude, et nous explique nettement son mode d'action.

« L'isolement agit directement sur le cerveau, et force cet organe au repos, en soustrayant l'aliéné aux impressions irritantes, en réprimant la vivacité et la mobilité des impressions, en modérant l'exaltation des idées et des affections... Le premier effet de l'isolement est de produire des sensations nouvelles, de changer et de rompre la série d'idées dont l'aliéné ne pouvait sortir; des impressions inattendues et nouvelles frappent, arrêtent, excitent son attention, et le rendent plus accessible aux conseils qui doivent le ramener à la raison. Aussi, dès le premier moment qu'un aliéné est isolé, surpris, étonné, déconcerté, il éprouve toujours une rémission précieuse pour le médecin, qui alors, trouvant le malade sans prévention, peut plus facilement acquérir sa confiance.

« L'isolement n'est pas moins utile pour combattre le désordre des affections morales des aliénés.

« Le trouble, survenu dans le système nerveux, change la nature des sensations, les rapports naturels avec le monde extérieur ne sont plus les mêmes ; au dehors tout semble bouleversé. Le malade, qui ne croit pas que la cause de ces phénomènes soit en lui, est en désaccord avec tout ce qu'il voit ; tout ce qu'il entend...

« Avec de semblables dispositions morales, laissez un aliéné au sein de sa famille ; bientôt ce tendre fils, dont le bonheur consistait à vivre auprès de son père, désertera la maison paternelle. Cet amant désespéré croit, par ses conseils, ramener la raison égarée de celle qu'il adore ; l'infortuné rend la plaie plus profonde ! Celle qui l'a tant aimé bientôt ne verra plus en lui qu'un perfide, un infidèle qui affecte des dehors empressés pour mieux la trahir.

« Cet ami, le cœur gros de douleur et de soupirs, espère, par des soins affectueux, rendre à son amie cette sensibilité, cette raison, source de leur attachement et de leur bonheur ; bientôt, malheureux ami, tu seras compris dans la proscription générale, et tes soins seront pour ton malade des preuves que tu t'es laissé corrompre par ses ennemis...

« La guérison, la sortie d'un malade fait naître dans le cœur des autres la confiance, l'espoir de la guérison, la certitude d'être rendu à la liberté.

« Les convalescents, par leur contentement, leurs avis, leurs conseils, consolent et encouragent les malades et leur sont par là d'une grande utilité.

« Ainsi le raisonnement vient à l'appui de l'expérience, pour fortifier le précepte de l'isolement comme condition préliminaire à tout traitement rationnel de l'aliénation mentale. »

Nous avons laissé parler Esquirol, car il nous aurait été impossible d'exposer, d'une façon plus claire, les principes de l'isolement, nous lui laisserons encore la parole pour répondre à une objection qui nous est faite tous les jours.

« L'objection la plus forte contre l'isolement dans une maison disposée pour ce genre de traitement, porte sur les effets fâcheux qui peuvent résulter pour un aliéné de vivre avec des compagnons d'infortune. Je réponds que, généralement, cette cohabitation ne nuit point, qu'elle n'est point un obstacle à la guérison, qu'elle est un moyen de traitement, parce qu'elle oblige les aliénés à réfléchir sur leur état, parce que les objets ordinaires ne faisant plus d'impressions sur eux, ils sont distraits par les extravagances de leurs commensaux; ils sont forcés à vivre en dehors, à s'occuper de ce qui se passe autour d'eux, à s'oublier, en quelque sorte, eux-mêmes, ce qui est un acheminement vers la santé. Le désir d'être libre, le besoin de voir ses parents, ses amis, naissent de la privation de ces biens et remplacent les désirs des besoins imaginaires et déraisonnables. L'ennui exerce à sa manière une influence favorable sur les idées, les affections des aliénés... »

Ajoutons aussi que si la contagion ne s'exerce pas dans l'asile, il n'en est plus de même dans le cercle étroit de la vie de famille, et c'est là une nouvelle raison pour isoler le malade.

Mais ici se pose une question. Quelles sont les limites, les degrés, les diverses formes de l'isolement? Disons tout de suite qu'il est quelques rares cas en aliénation mentale, où l'isolement est contre-indiqué. Disons aussi qu'il est toujours nuisible lorsqu'il est appliqué à l'aveugle, lorsqu'il n'est pas modifié suivant les caractères du délire, les habitudes, la position sociale; lorsqu'il reste le même à toutes les périodes de la maladie.

Il est utile d'isoler le malade pour arriver à le bien connaître, mais aussi il faut bien le connaître, pour arriver à l'isoler d'une façon convenable.

Pourquoi énumérer ici toutes les libertés que l'on peut accorder successivement ou d'un seul coup, toutes les modifications que l'on peut introduire dans le logement, dans l'entourage, dans les relations? je crois que ce serait très long et inutile. Il est plus simple de dire que ces modifications sont dictées par l'état même du malade et que, bien que tous ne doivent avoir d'autres entraves à leur liberté que celles nécessitées par le traitement, aucun ne odit rentrer dans la vie réelle, avant d'avoir joui de la liberté absolue.

« De même que l'isolement ne convient pas à tous les aliénés, tous ne doivent pas être soumis au même mode d'isolement, de même que, comme dans la thérapeutique générale, le praticien doit varier la forme des médicaments suivant les individus et la période de la maladie. »

Pour ce qui est de fixer la sortie définitive du malade, il faut connaître exactement son état, et savoir d'une façon précise le milieu dans lequel il doit vivre. Rien, mieux que les sorties d'essai, ne peut nous fixer; mais cependant on doit être très prudent avant de fixer la sortie, car : « Il est des individus qui recouvrent la raison dès qu'ils quittent leur domicile et qui la perdent de nouveau dès qu'ils y rentrent...

« On doit craindre de jeter trop vite un convalescent à travers toute sorte d'imprudences, d'écarts de régime, d'impressions fâcheuses, avant que le système nerveux soit entièrement raffermi. Pour celui qui connaît la puissance de l'association des idées avec les objets extérieurs, il n'est pas difficile de s'expliquer les dangers que courent les aliénés, en reprenant trop vite leurs anciennes habitudes. »

Nous n'avons pas ici à entrer dans les discussions très violentes, qui ont eu lieu ces derniers temps et auront lieu probablement encore, au sujet de l'hospitalisation des aliénés pauvres. C'est bien plus la façon de pratiquer l'isolement, que l'isolement lui-même, qui a été pris à partie. Si nous n'avions pas connu par nous-même le fonctionnement des asiles publics, nous aurions été très étonné de voir préconiser, comme méthode nouvelle, celle qui réclame des libertés diverses pour les aliénés, des promenades, des sorties provisoires, des repas pris en commun, tout ce que, en un mot, nous appelons le traitement hygiénique de la folie.

Mais, nous le répétons, l'isolement a été mal appliqué pour les pauvres, il a fini par avoir un sens tout autre que celui que lui donnait Esquirol, et la faute en revient au manque d'argent, qui occasionne, avec des constructions défectueuses, un trop grand nombre de malades par asile, et un personnel insuffisant.

Il est vivement à souhaiter que l'État fasse pour les pauvres, ce que les particuliers ont fait pour les riches, et donne à ses médecins les moyens de faire de l'isolement ce que voulait Esquirol, c'est à dire une thérapeutique raisonnée, souple, et de large envergure, et non un système unique toujours pareil à lui-même et applicable à tous.

TRAITEMENT MORAL ET HYGIÉNIQUE

Il peut sembler étrange, au premier abord, de nous voir réunir, dans une même description, le traitement moral et le traitement hygiénique. Cependant, plus nous réfléchissons, plus nous voyons qu'il est impossible d'assigner des limites précises à l'un comme à l'autre, l'hygiène du corps et l'hygiène de la pensée étant unies par des liens indissolubles.

On peut entendre plus spécialement par traitement moral, ce traitement tel que le comprenait Esquirol. Nous avons vu plus haut le maître l'exercer et en tracer les préceptes, d'une façon à la fois si claire et si précise, que nous jugeons inutile d'y revenir.

Isoler les malades, gagner leur confiance, consoler les uns, encourager les autres ; chercher à combattre doucement leurs conceptions délirantes, à faire naître chez eux quelques doutes ; mettre en jeu les sentiments, les désirs, les passions ; c'est là le premier devoir du médecin aliéniste, car cette façon de faire a toujours eu une heureuse influence sur l'état des malades.

Nous avons vu à quelles exagérations avait donné lieu cette méthode de certains médecins qui, comme Leuret, combattaient pied à pied les idées des malades par des syllogismes et des raisonnements, et qui, ne se contentant plus, comme le voulait le maître, de parler toujours avec sincérité, de n'employer que le langage de la raison et de la bienveillance, ne craignaient pas de punir les malades par la douche et les affusions d'eau froide, jusqu'au moment où ceux-ci dissimulaient leur délire. Nous n'aurions garde de les imiter.

On peut ranger plus particulièrement sous le nom de traitement hygiénique, l'hygiène générale des aliénés : soins de propreté, conditions d'habillement, de logement, de nourriture, vie réglée, etc., toutes choses qui sont les conditions *sine qua non* de la guérison, puisque beaucoup de malades deviennent aliénés pour avoir violé les règles de l'hygiène, et violent ces mêmes règles parce qu'ils sont aliénés. Rappelons à ce propos qu'Esquirol estimait que l'hygiène est la partie de la médecine qui présente le plus de ressources dans le traitement des maladies mentales.

Mais ces deux traitements ne sauraient rester confinés dans de si étroites limites. Un médecin consciencieux ne doit pas se borner le matin, à sa visite, à faire quelques prescriptions hygiéniques ou médicales, à distribuer quelques conseils ou quelques bonnes paroles; il faut que, connaissant à fond ses malades, il assure, pour le reste du temps, une occupation facile à accepter, qui, fixant les idées, donne au corps l'exercice physique qui lui est nécessaire.

Dans ces nouvelles prescriptions, nos deux traitements se confondent; l'un fait accepter l'autre, et le moral réagissant sur le physique et inversement, les malades en tirent le plus grand bénéfice.

Nous allons voir brièvement quels sont les principaux moyens que nous employons pour arriver à ce but, que nous considérons comme le principe fondamental du traitement des aliénés ; doser les exercices physiques, rendre à l'organe malade (le cerveau) sa fonction, en forçant une partie de cet organe au repos, et en refaisant l'éducation de l'autre.

TRAVAIL

Le travail a été déjà préconisé depuis longtemps; des fermes ont été annexées aux asiles, des ateliers fonctionnent dans toutes ces maisons, et tout le monde est d'accord pour en reconnaître l'action thérapeutique.

« En rappelant au travail les aliénés, dit Esquirol, on distrait ces malades, on arrête leur attention sur des sujets raisonnables, on les ramène à des habitudes d'ordre, on active leur intelligence, etc. »

La culture de la terre, pour une certaine classe d'aliénés, aurait surtout donné d'excellents résultats, et Bourgoin, dans son voyage en Espagne, fait remarquer que les fous riches de l'hôpital de Saragosse ne guérissaient pas, parce qu'on ne pouvait les obliger à travailler la terre, tandis que les pauvres guérissaient. Il y a, fait-il remarquer, chez les hommes et chez les femmes riches, une habitude de désœuvrement, qui contrebalance les avantages que cette classe offre pour la guérison.

Il est certain que l'on ne saurait faire un crime à un aliéné riche et instruit de ne pas vouloir cultiver les pommes de terre, il serait ridicule et dangereux de vouloir l'y astreindre.

Cependant, il ne faudrait pas croire qu'un genre de travail, même n'étant pas du tout en rapport avec leur éducation, répugne toujours à nos malades. J'en ai connu beaucoup, et j'en connais encore aujourd'hui, qui se servent très bien du râteau et de la bêche; il en est même qui ne craignent pas de scier du bois. Inutile de dire que ce qu'ils font là, c'est de leur plein gré, mais ce n'en est pas moins très utile pour leur santé, et lorsque nous voyons exprimer un pareil désir de s'occuper, nous faisons tout pour le favoriser.

Pour ce qui est de nos dames, il faut croire que les choses ont bien changé depuis Esquirol, car je n'en ai pas encore trouvé une seule, qui ne sache ni coudre, ni tricoter, ni faire un de ces nombreux ouvrages que toute jeune fille de notre époque, fût-elle de la famille la plus aristocratique, sait faire.

Il est facile de les décider à travailler en disant que c'est pour les pauvres, et en réalité les pauvres d'Ivry pourraient témoigner, mieux que personne, que nos malades ne sont pas toutes inactives.

Après le travail, les moyens de distraction sont les agents les plus efficaces pour guérir les aliénés. En premier lieu je parlerai de la musique, car certains en ont voulu faire non seulement une occupation salutaire, mais même un agent thérapeutique spécial.

MUSIQUE (1)

David jouait de la harpe pour faire sortir Saül de la mélancolie ; Chiron, de la guitare pour calmer les colères d'Achille ; Hérodote et Pausanias assurent que la plupart des législateurs se servaient de la musique pour civiliser les hommes ; Gallien affirme qu'Esculape guérissait les malades de l'esprit par les chants et l'harmonie ; enfin la lyre d'Amphion et celle d'Orphée avaient une puissance bien plus grande encore, puisque les pierres elles-mêmes étaient sensibles à leurs accords. Nous voyons donc que, non seulement les anciens reconnaissaient les effets de la musique, mais qu'encore ils en exagéraient volontiers la puissance, fidèles en cela à leurs habitudes de grossir et de poétiser les faits les plus simples.

Un exemple plus connu et plus moderne de l'action du chant sur la folie est le suivant. Philippe V étant tombé dans la plus profonde stupeur, et rien ne pouvant le tirer de cet état, ses médecins résolurent de faire venir à Madrid le célèbre chanteur Farinelli. On raconte que le roi, entendant cette voix merveilleuse, leva la tête, exprima son plaisir et voulut récompenser ce chanteur : « Sire, je ne désire

(1) P. Dheur, la Musique et les aliénés, *Journ. d'hygiène*, décembre 1897.

qu'une chose, c'est que Votre Majesté se rase et s'habille, dit Farinelli. » L'histoire ajoute que le roi suivit les conseils de son médecin improvisé, et que toutes les fois qu'il avait un accès, Farinelli chantait et le mal se dissipait.

Deux ou trois observations semblables, un beau passé historique, le désir de faire quelque chose de nouveau, il n'en fallut pas davantage vers 1850, pour faire chanter, souffler, instrumenter la moitié de la population des asiles publics de la France. Tous voulurent avoir leurs chantres, leur société chorale, leur orphéon à présenter aux visiteurs, qui s'en montraient d'autant plus étonnés, qu'ils étaient moins versés dans les sciences mentales.

L'un d'eux crut avoir accompli un prodige, lorsqu'il fut arrivé à faire marcher au pas, et au son du tambour, un certain nombre de malades, et Leuret lui-même se félicitait d'avoir fait jouer du violon à un aliéné, en tenant braqué sur lui le jet de la douche de punition. Bicêtre eut son chœur d'aliénés, Quatre-Mare son corps de musique, à Montdevergues l'on chantait de la musique sacrée à l'Église, de la musique profane dans les quartiers, etc.

Rappelons, en passant, que la musique de Bicêtre était dirigée à cette époque (1845-1850) par le compositeur Hervé, qui devait plus tard acquérir une réputation européenne, par ses pièces si endiablées de brio musical et de folie de libretto.

De même qu'on avait soigné les aliénés en les saignant, en les purgeant, etc., on les soignait à présent en les faisant souffler dans des instruments. Les difficultés d'application du traitement excitaient l'ardeur du médecin et, lorsqu'on avait atteint ce but : faire absorber le remède, il semblait qu'on fût arrivé à celui qu'on cherchait, la guérison.

D'après ce qui précède, l'on pourrait croire que nous sommes systématiquement opposés à l'emploi de la musique en aliénation mentale, ou tout au moins que nous doutons de sa valeur thérapeutique. Cependant il n'en est rien ; nous la considérons, au contraire, comme un médicament puissant, mais dangereux et difficile à manier.

Rien de plus simple que de jouer de la musique devant un aliéné pour le guérir, mais aussi rien de plus absurde si l'on ne sait pas au juste quel genre de malade on a devant soi, quelles sensations il va éprouver, quelles idées vont éclore chez lui à la suite de cette intervention ; en un mot, quel bénéfice il doit en tirer.

Ce serait mal connaître l'histoire clinique de l'aliénation mentale, que de croire que l'effet physiologique sera le même que sur un homme sain, et le résultat thérapeutique aussi.

Créer une symphonie, une société chorale, dit un auteur dont le nom m'échappe, c'est fort bien, mais prétendre en faire profiter tous les malades, ce serait aussi déraisonnable que d'ordonner une saignée à tous les pensionnaires d'un asile.

Nous avons dit que la musique est un agent thérapeutique puissant. Les recherches si intéressantes de Dogiel et de Blackman nous montrent que, comme agent physique, elle a une influence manifeste sur la circulation, qui varie avec ses divers modes d'application.

La musique agit de plus comme agent sensitif ; la plus simple observation sur nous-mêmes et sur les animaux peut nous en convaincre. Son rythme est un très puissant excito-moteur. Les soldats connaissent bien cette action, et savent qu'à la fin de l'étape, rien, mieux que la musique, ne fait oublier le poids du sac. La foule, qui court après une fanfare, obéit bien plus à l'excitation motrice, qu'à la curiosité.

Mais la musique a une action plus puissante encore, c'est son action morale. Elle s'adresse directement à l'émotivité, à la mémoire et à l'imagination.

Nous voyons déjà combien son mode d'action est complexe, c'est pourquoi on a conseillé de choisir des airs, d'après les caractères du délire. On a voulu prescrire une musique sédative pour le maniaque, tonifiante pour le mélancolique, excitante pour le stupide. Mais cette règle de conduite est insuffisante, car l'action de la musique est encore plus compliquée qu'elle ne le paraît tout d'abord. C'est le son lui-même qu'il faudrait étudier, choisir son timbre, sa hauteur, son intensité ; puis dans la musique chercher le rythme et la mélodie, connaître exactement son malade, etc...

Puis quand toutes ces précautions auraient été prises, que suffit-il pour produire un effet opposé à celui que l'on cherche? Que cet air rappelle au malade telle ou telle chose, qu'il l'ait entendu dans tel ou tel moment de son existence.

Disons-le tout de suite, les meilleures règles pour l'application de la musique sont encore le tact et l'expérience du médecin, mais il doit s'attendre bien souvent aux résultats les plus imprévus et les plus contradictoires.

Cependant, quelque incertains que soient ces résultats, nous jugeons que cette méthode ne doit pas être complètement abandonnée.

Si on nous demande si vraiment la musique peut guérir la folie, nous dirons avec Brière de Boismont : « Il est possible que la musique puisse parfois guérir la folie, en réveillant tout un monde d'idées, en rappelant quelques sentiments chers au cœur, en déterminant une sensation nouvelle, mais nous la regardons comme une distraction utile, agréable, avantageuse à la santé. »

Envisagée à ce point de vue chez les convalescents, et chez les malades à qui nous sommes sûrs qu'elle ne peut pas nuire, la musique cesse d'être un agent thérapeutique spécial, pour rentrer dans le traitement hygiénique de la folie, et rendre de réels services. Elle répond à ce besoin d'excitations sensitives qui est commun à nous tous. Elle distrait donc, elle soulage, et par cela même est utile. Si les malades jouent au lieu de se contenter d'écouter, cela devient une occupation corporelle et intellectuelle, assimilable au travail

C'est pour ce motif, que nous avons non seulement des pianos et des instruments de musique dans nos salles de réunion de malades, mais encore dans chacun des bâtiments qu'ils occupent.

Je n'ai pas ici à parler de la musique, comme cause de la folie, cependant je tiens à dire que Lombroso a constaté une proportion énorme d'aliénés parmi les musiciens. Pour nous, nous sommes persuadés que si la musique c'est le repos, parfois l'excitant pour le littérateur, le mathématicien, l'homme d'affaires, si elle fait parfois tomber les colères et oublier les chagrins, elle fournit aussi à l'homme une façon nouvelle et plus forte de traduire ses passions, et par là elle aide le délire à éclater, et les délirants à s'enfoncer plus avant dans leurs conceptions erronées.

LE THÉATRE (1)

La thérapeutique, comme le monde, a ses modes et ses engouements. Une médication nouvelle vient-elle à avoir de la vogue? Tout le monde en use, beaucoup même en abusent, jusqu'au jour où, par suite même de ces abus, la réaction vient.

Alors l'on voit, presque sans transition, cette médication universellement condamnée ; et ce n'est souvent que beaucoup plus tard, à la suite d'un emploi plus pondéré et plus judicieux, que la

(1) P. DHEUR, le Théâtre et les aliénés, *Journ. d'hygiène*, octobre 1897.

science finit par porter sur elle un jugement impartial.

Je ne veux pas ici retracer toute l'histoire et l'influence du théâtre sur les aliénés. La question serait trop complexe, et a déjà fait verser trop de flots d'encre, pour que j'essaie d'en exposer même l'histoire dans ces quelques lignes.

Les uns ont loué l'action des représentations théâtrales, les autres l'ont blâmée, d'autres encore, comme Leuret, écrivent plus sagement : « Il est des aliénés chez lesquels cette action est bienfaisante, d'autres à qui elle nuit. »

Mais le plus terrible des détracteurs des représentations théâtrales semble être Esquirol. Cependant c'est dans sa maison de santé, là où les enseignements du maître aimé et admiré restent scrupuleusement conservés, qu'ont eu lieu encore ces jours-ci, et qu'auront lieu longtemps encore, au plus grand bénéfice des malades, ces représentations.

Mais voyons tout d'abord quelles sont les objections et les critiques que formule Esquirol contre ces représentations.

1° Le théâtre où se donnaient les représentations de Charenton était rempli d'étrangers et d'un très petit nombre de convalescents ;

2° On y jouait des opéras, des drames, des ballets ;

3° N'importe quel malade y était admis sur l'ordre du directeur et non du médecin ;

4° La faveur seule décidait des malades qui devaient assister ou non à ces spectacles ;

5° Les aliénés chantaient dans les chœurs;

6° Un monomaniaque dansait sur la scène, en costume royal, et ceint d'une épée.

Autant de critiques raisonnables, autant de fautes graves qui auraient été impardonnables de la part d'un médecin, et qui devaient fatalement causer des accès et des rechutes, mais qui nous semblent aussi bien faciles à éviter.

D'abord, pour ce qui concerne les représentations d'opéras, nous avons déjà dit que la musique agit trop différemment sur tel ou tel malade, pour qu'on puisse l'introduire dans un spectacle destiné à plusieurs.

Quant au drame, nous n'en parlerons même pas.

La comédie est la seule représentation que nous estimions possible dans une maison d'aliénés, et encore en prenant certaines précautions qui répondent précisément aux objections d'Esquirol.

La première porte sur le choix des malades. Nous considérons qu'il est inutile de faire une classification basée sur le genre de maladie : ce n'est que par cette expérience que donne le séjour prolongé parmi les aliénés, que par la connaissance complète que peut avoir de chacun d'eux le médecin qui soigne un nombre relativement restreint de malades, qu'on peut savoir, pour ce qui concerne ces représentations, ainsi que pour bien d'autres choses, ce qui est nuisible à l'un, et ce qui ne l'est pas à l'autre.

C'est donc le médecin seul qui doit décider quelles sont les personnes qui peuvent assister au spectacle ;

s'il sait le faire avec habileté, il aura là un puissant moyen d'encouragement ou de répression.

Que ce soit spontanément sur l'avis du médecin, ou plus souvent encore par suite des descriptions ou de l'exemple de ses camarades, le malade va volontiers au spectacle; dans aucun cas l'on ne doit l'y contraindre.

Pour ce qui est de faire jouer ou chanter les malades eux-mêmes, surtout en présence de leurs camarades, je crois que ce serait s'exposer beaucoup.

La salle de spectacle sera toujours dans la maison de santé, et autant que possible ce sera une des salles de réunion ordinaires des malades. Elle doit être vaste, la température moyenne, et le public calme, ce que l'on obtiendra facilement par un choix judicieux des malades.

Il est indispensable qu'il n'y ait pas d'étrangers dans la salle, on évitera ainsi aux aliénés d'être l'objet de la curiosité d'un public léger et inconséquent.

« Les attitudes bizarres de ces malheureux, disait Esquirol, leur maintien, provoquaient le rire moqueur, la pitié insultante des assistants. En fallait-il davantage pour blesser l'orgueil et la susceptibilité de ces infortunés, pour déconcerter l'esprit et la raison de ceux qui conservaient la faculté d'être attentifs ? »

Les seules personnes qui devront être admises dans la salle seront les médecins de l'établissement et leurs femmes.

Si, par leur présence antérieure, celles-ci ont su s'attirer la sympathie des malades, leur rôle peut être, dans cette occasion, comme dans toutes les réunions familiales du même genre, un rôle très beau et très utile.

La pièce sera une pièce courte, gaie, qu'aura soigneusement étudiée le médecin, et dont il aura écarté toute passion violente, toute manifestation extérieure pouvant par trop favoriser une interprétation délirante.

Deux vaudevilles en un acte sont le spectacle ordinaire de la maison Esquirol ; il est de règle de les séparer par un entr'acte, où les rafraîchissements inoffensifs permettent de garder les malades en place sans trop de difficultés, et d'éviter ainsi le brouhaha de la sortie. Notre dernière représentation, par exemple, se composait des *Deux Sourds*, du *Désespoir de Jocrisse* et du *Muet mélomane*. Je crois que ce genre de pièces est celui qui convient le mieux.

En suivant ces principes, nous n'avons eu qu'à nous louer des représentations théâtrales, et je pense que nous n'aurons ainsi jamais de ces incidents désagréables qui marquaient chacune des représentations de Charenton.

Avant et après la représentation, nous avons pu remarquer, dans les endroits de réunion des malades. de la satisfaction, quelquefois un peu d'animation, jamais d'excitation proprement dite ; en faisant ainsi, nous sommes arrivés « sinon à guérir, du moins à distraire, et par conséquent à soulager la douleur physique et morale de nos malades ». Nous avons donc déjà atteint en partie notre but.

En resumé, je crois que pour que ces représentations soient utiles, il faut :

1° Un choix spécial de malades ;

2° Des vaudevilles courts et choisis ;

3° Qu'elles aient lieu dans une salle vaste et à l'intérieur de la maison de santé ;

4° Qu'il n'y ait pas de personnes étrangères dans la salle ;

5° Que les malades soient spectateurs et non acteurs.

A présent, si on vient me dire qu'en prenant toutes ces précautions, on peut quand même avoir un jour ou l'autre un incident, je répondrai qu'il en est de cela comme de bien d'autres choses, les meilleures n'étant pas toujours exemptes d'inconvénients. Ce n'est pas l'hypothèse d'un accident plus ou moins vraisemblable qui doit nous faire perdre le bénéfice considérable pour plus de la moitié de nos malades. Je suis persuadé du reste qu'Esquirol, dans des conditions pareilles, aurait été partisan de ces représentations, car s'il blâme celles qui avaient lieu de son temps, il n'en ajoute pas moins : « C'est là un moyen qu'on ne doit pas négliger, quelque indéterminés que soient les principes de son application. »

Et lui qui aimait les aliénés, aurait été certainement heureux de ce simple résultat, de voir leur attention fixée, ne serait-ce que deux heures, loin de leurs conceptions délirantes.

BALS — RÉUNIONS — DINERS EN COMMUN

Nous avons à présent à examiner toute une série de distractions, qui ont la plus heureuse influence sur des malades, qui sont susceptibles de pouvoir en jouir. Je veux parler de ces réunions familiales, qui permettent à l'aliéné de voir qu'on ne cherche pas à le fuir, qu'on s'intéresse à lui, qu'on le regarde encore comme une personne capable de tenir une certaine place dans le monde. L'effet moral qui s'ensuit est par cela même considérable; les pensionnaires apprennent ainsi rapidement à aimer le médecin et sa famille, et parfois même sa maison de santé.

Dans les bals que nos malades organisent souvent dans la semaine, et auxquels, tous les dimanches, les médecins viennent prendre part, presque tout le monde danse. Ceux qui ne veulent pas, regardant leurs compagnons rire et s'amuser, arrivent vite ainsi à se persuader que la cause de leur tristesse réside plus en eux que dans l'asile; et comme il n'est rien d'aussi contagieux que l'exemple, ils finissent bientôt par faire comme les autres.

Des occasions diverses permettent de varier un peu le programme de ces soirées; des rafraîchissements, quelques accessoires de cotillon suffisent souvent pour faire régner une gaieté générale et du meilleur aloi.

Pour ce qui est des repas pris en commun, ils ont

aussi leur utilité; les malades mangent ainsi plus proprement et plus régulièrement, enfin c'est pour eux une distraction. Certains d'entre eux, choisis d'après les caractères de leur délire et le degré de leur affection, mangent à la table même du médecin. La nourriture est la même pour tout le monde, sauf indication médicale.

Si nous nous efforçons de mettre ainsi une grande partie de nos malades dans un milieu pouvant leur rappeler la vie mondaine, c'est que chez eux l'éducation première ne disparaît jamais complètement. Mais dans un salon, une salle à manger, un lieu de réunion correct, ils se ressaisissent, s'observent, et cette contrainte que leur impose leur amour-propre est des plus salutaires.

JEUX — LECTURE — ARTS D'AGRÉMENT

Il convient non seulement de donner aux aliénés des distractions, mais il faut aussi les varier le plus possible. Les jeux, par leur grande diversité, sont très aptes à procurer aux malades des amusements toujours nouveaux et aussi à s'adapter à chaque genre de délire.

Je n'ai pas l'intention d'énumérer tous les jeux que nous mettons à la disposition de nos malades; je tiens seulement à dire qu'ils doivent être en grand nombre, car ils doivent varier non seulement avec le délire, mais aussi avec les saisons et les heures de la journée. On doit mettre à leur disposition depuis le classique jeu de loto, jusqu'au lawn-tennis, en passant par le ballon, le croquet, le billard, la gymnastique, le vélocipède, etc...

Nous sommes heureux de constater le succès qu'a chez nous le billard. Rappelons qu'il devint populaire à la suite de l'ordonnance médicale de Fagon, qui en France l'avait prescrit au roi Louis XIV pour faciliter ses digestions.

Nous le considérons comme un jeu essentiellement hygiénique, et devons reconnaître que dans certains cas il est plus particulièrement indiqué.

Un des grands avantages du billard, c'est de pouvoir être joué par tout le monde, et d'être accepté plus facilement par les malades que d'autres jeux. Beaucoup, en effet, ne veulent pas jouer au croquet, au tennis, etc., soit à cause de la forme de leur délire, soit parce que dans les partenaires trop nombreux, se trouve une personne qui leur est antipathique; beaucoup ne peuvent pas, soit à cause de leur âge, ou d'une de ces nombreuses affections organiques, si fréquentes chez les aliénés, et qui leur interdisent tout exercice violent.

Dans une salle vaste et bien aérée, le joueur fait, presque sans s'en apercevoir, un exercice qui est de la plus grande utilité: ce jeu fixe modérément l'attention, et exerce l'intelligence en même temps que le corps.

La lecture ne convient pas à tous, car elle exige une force d'attention dont beaucoup sont incapables. Cependant un grand nombre aussi d'entre eux peut tirer un réel bénéfice de livres bien choisis.

Nous mettons à leur disposition une bibliothèque très variée dans sa composition, mais aucun livre n'est donné sans l'autorisation du médecin, car il importe d'en faire une distribution très judicieuse.

Les journaux illustrés ont surtout un grand succès, car beaucoup de malades se contentent d'en regarder les gravures. Un certain nombre de brochures sont destinées à être déchirées et généralement subissent le sort qui leur a été réservé, après avoir amusé quelque temps leurs propriétaires.

On peut mettre à profit, comme moyen de traitement, les dispositions plus ou moins artistiques d'un certain nombre d'aliénés. Il n'est pas rare d'en trouver de capables d'exécuter en dessin, en peinture, en sculpture, des travaux d'une certaine valeur; cependant, ce qu'ils font de mieux en général, ce sont des copies. Quoi qu'il en soit, il est toujours bon de favoriser ce goût du travail, car c'est là une distraction utile autant qu'agréable.

Du reste, au point de vue du diagnostic, le dessin peut nous rendre de réels services, car de même qu'il y a des malades qui ne délirent que dans leurs écrits, il en est d'autres qui délirent à peu près exclusivement par le crayon.

CONGE — PROMENADES AU DEHORS

Pour ce qui est des congés, nous avons peu de chose à en dire; ils conviennent surtout aux chroniques et aux incurables, qui se trouvent momentanément dans une période de calme. C'est autant une mesure humanitaire qu'un moyen thérapeutique.

Les promenades en dehors de la maison de santé, à pied ou en voiture, agissent parfois favorablement sur l'esprit des malades, mais ne conviennent qu'à un petit nombre d'entre eux.

J'ai essayé de retracer, d'une façon sommaire, ce qu'on peut entendre comme traitement hygiénique et moral de la folie, mais j'ai été forcément très incomplet, car il est impossible de décrire toutes les circonstances dans lesquelles le médecin peut agir sur l'esprit de son malade, les mille moyens dont il dispose pour modifier son état

TRAITEMENT MÉDICAL ET PHARMACEUTIQUE.

Comment expliquer la vogue du traitement médical, et le discrédit dans lequel était tombé le traitement pharmaceutique?

Nous n'en pouvons trouver la raison, que dans l'abus inconsidéré de la phlébotomie et des purgatifs; et c'est probablement là encore la cause qui faisait dire à Pinel : « On doit toujours regarder les médicaments comme des moyens accessoires, dont on fait un usage d'autant moins indiscret, qu'on a des vues plus étendues et des ressources plus assurées dans l'ensemble des autres moyens, moraux et physiques. »

Nous faisons plus que jamais usage des moyens pharmaceutiques, et cependant nous avons aujourd'hui des ressources qui étaient inconnues du grand maître. Nous n'appliquons plus l'hydrothérapie et la balnéothérapie à tort et à travers, depuis que nous en connaissons exactement les effets; l'électricité galvanique et faradique est devenue notre humble servante, la suggestion, le magnétisme, l'hypnotisme, la lumière, nous prêtent leur fidèle concours.

C'est que non seulement la thérapeutique, mais

aussi la pathologie mentale, éclairées des vives lumières de l'anatomie pathologique, n'ont cessé de faire des progrès continus. L'école somatique est venue montrer que les folies ne sont pas des maladies *sine materia*, et qu'elles sont toujours accompagnées de symptômes physiques, qui évoluent parallèlement au délire.

Nous savons aujourd'hui que le cerveau retentit sur tous les organes périphériques, et que ces mêmes organes, à leur tour, retentissent sur le cerveau ; que non seulement une maladie organique peut occasionner la folie, mais que la folie elle-même produit des désordres organiques, qui, à leur tour, entretiennent le délire.

Il s'ensuit que la thérapeutique pharmaceutique, d'empirique est devenue raisonnée et scientifique, et que Moreau de Tours, un des plus vaillants défenseurs de la nouvelle école, pouvait écrire : « Des évacuations sanguines, un exutoire, un purgatif, le sulfate de quinine, font sentir au mélancolique toute l'absurdité de ses idées fixes, lui rendent la tranquillité et dissipent ses craintes chimériques. »

Vouloir décrire tous les médicaments mis en usage dans la médecine mentale, indiquer l'opportunité de leur application, ce serait vouloir faire un traité complet de médecine, ce n'est pas le but que nous nous sommes proposé. Nous dirons seulement que, pour nous, la méthode de choix est la méthode hypodermique, qui seule permet d'agir vite, sûrement, et de manier sans danger les substances les plus actives.

Tels sont les divers traitements de la folie. La thérapeutique met à notre disposition des moyens moraux, physiques et médicamenteux ; tous doivent être mis en œuvre simultanément pour concourir au même but : la guérison.

LA MAISON DE SANTÉ ACTUELLE

Nous avons vu ce qu'était la maison de santé sous Esquirol, quelles étaient les modifications que lui avaient fait subir ses successeurs, et, tout en parlant des constructions nouvelles et de leur raison d'être, nous avons décrit la plus grande partie de la propriété. Il serait d'autant plus oiseux d'y revenir que, en exposant le traitement des aliénés, nous avons déjà donné beaucoup de détails, qu'il nous aurait été difficile de faire rentrer dans le cadre d'une description générale.

Cependant, pour nous résumer, nous dirons que le but poursuivi par Esquirol, comme par ses successeurs, est le suivant : Réunir dans une maison de santé, n'ayant pas les caractères extérieurs pénibles de beaucoup de constructions de ce genre, une série de milieux répondant, non seulement au traitement indiqué par les diverses affections et les diverses phases des mêmes affections, mais encore aux habitudes sociales antérieures des malades.

C'est pour cette raison que nous avons divisé l'établissement en deux parties absolument distinctes, l'une consacrée aux aliénés proprement dits, l'autre réservée à des malades libres, convalescents, morphinomanes, neurasthéniques, névropathes divers. C'est pour la même raison que, dans un parc de 12 hectares, s'élèvent quinze habitations différentes réservées aux malades (je ne parle que des maisons d'habitation de malades), ayant chacune des chambres et des appartements très divers, et possédant

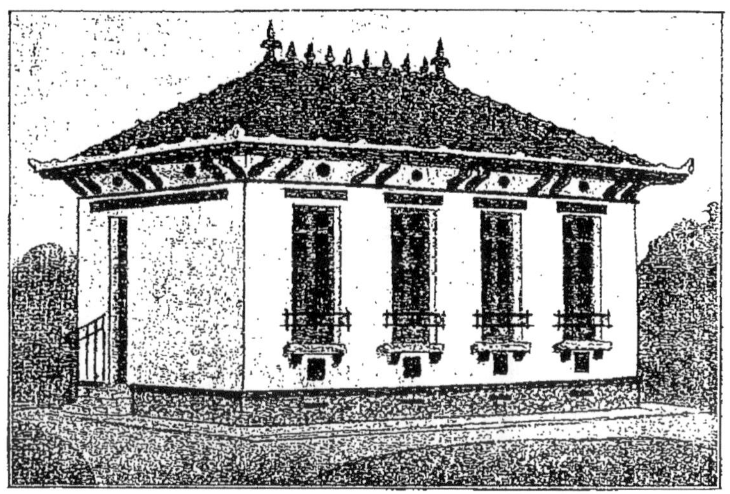

toutes, avec un salon et une salle à manger un jardin particulier s'ouvrant sur le parc.

Le nombre des chalets isolés qui, quoique enclos dans l'établissement, forment comme autant de propriétés indépendantes, est actuellement de cinq et ils seront au nombre de huit au printemps prochain.

Je donne ici le plan et l'aspect extérieur de ces nouveaux chalets, car je crois qu'ils répondent parfaitement à leur destination.

Ils se composent d'un seul rez-de-chaussée, car beaucoup de nos malades sont paralytiques, ou sujets à des chutes volontaires ou involontaires. Construits sur caves et entourés d'un large trottoir de bitume pour éviter l'humidité, bien éclairés et bien aérés. Les chambres sont vastes, le lit au milieu de la chambre permet d'évoluer facilement autour,

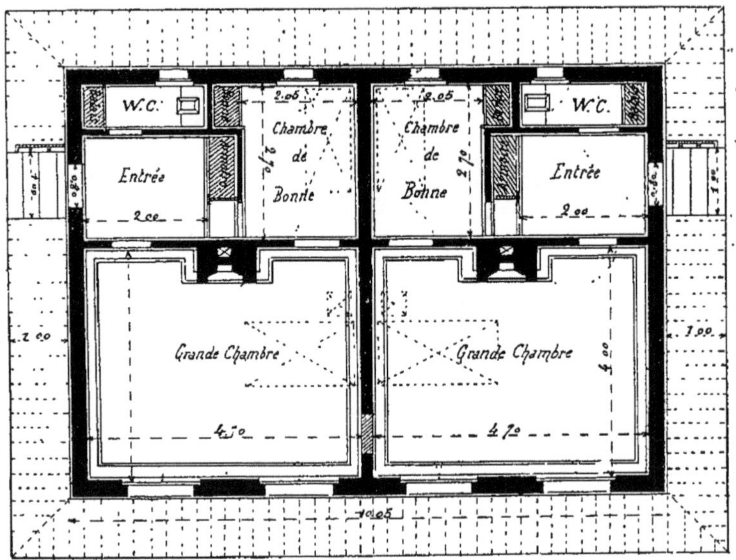

enfin l'infirmier, de son lit, peut facilement surveiller son malade.

Dans le premier de ces plans nous voyons un pavillon pour deux malades, la cloison de séparation médiane, en liège comprimé, intercepte tous les bruits d'une chambre à l'autre.

Le second plan nous représente le même pavillon, organisé pour un seul malade, ce qui s'obtient très simplement, en faisant glisser une cloison organisée exprès pour cela. Dans ce nouveau plan nous voyons que l'infirmier de sa chambre peut aussi facilement surveiller l'entrée, le salon, la chambre à coucher et le cabinet de toilette.

Ajoutons qu'un service d'hydrothérapie, récemment installé pour pouvoir être utilisé en toute

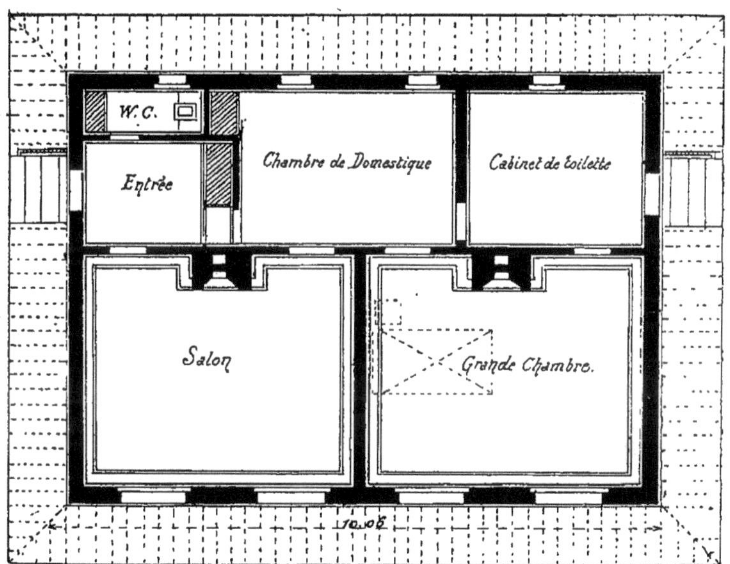

saison, et sous toutes ses formes, va être encore considérablement augmenté, et que l'électricité, de son côté, est en train de subir les modifications que les progrès de la science exigent, par suite des nouveaux modes d'application thérapeutique de cet élément.

Il serait malséant de poursuivre plus longtemps la description de la maison de santé telle qu'elle est aujourd'hui. Je ne veux pas davantage établir une comparaison entre ce genre d'établissements et les asiles publics. Le bon sens suffit pour démontrer à tout le monde les avantages du nombre considérable de gardiens, de la petite quantité relative des malades, mis sous la surveillance de deux médecins et d'un interne, et de la concentration de tous les pouvoirs entre les mains d'un médecin directeur.

TABLE DES MATIÈRES

40-98. — CORBEIL. Imprimerie ÉD. CRÉTÉ.